PSICOLOGIA CLÍNICA FENOMENOLÓGICO--EXISTENCIAL

CONTRIBUIÇÕES À PRÁTICA PSICOLÓGICA

PSICOLOGIA CLÍNICA FENOMENOLÓGICO--EXISTENCIAL

CONTRIBUIÇÕES À PRÁTICA PSICOLÓGICA

Claudia Lins Cardoso (Org.)
José Paulo Giovanetti (Org.)
Paulo Eduardo Rodrigues Alves Evangelista (Org.)

Coleção Fenomenologia e Psicologia Clínica

Artesã

Psicologia clínica fenomenológico-existencial:
contribuições à prática psicológica

DIRETOR
Alcebino Santana

CAPA
Artesã Editora

DIREÇÃO DE ARTE
Tiago Rabello

PROJETO GRÁFICO E DIAGRAMAÇÃO
Conrado Esteves

REVISÃO
Giovanna Marques Hailer Felipe

Catalogação na publicação
Elaborada por Bibliotecária Janaina Ramos – CRB-8/9166

P974

Psicologia clínica fenomenológico-existencial: contribuições à prática psicológica / Organização de Claudia Lins Cardoso, José Paulo Giovanetti, Paulo Eduardo Rodrigues Alves Evangelista. – Belo Horizonte: Artesã, 2024.

(Fenomenologia e psicologia clínica, V. 5)

224 p.; 14 X 21 cm

ISBN 978-85-7074-119-6

1. Psicologia clínica. 2. Fenomenologia existencial. I. Cardoso, Claudia Lins (Organizadora). II. Giovanetti, José Paulo (Organizador). III. Evangelista, Paulo Eduardo Rodrigues Alves (Organizador). IV. Título.

CDD 616.89142

Índice para catálogo sistemático
I. Psicologia clínica

IMPRESSO NO BRASIL
Printed in Brazil

(31)2511-2040 (31)99403-2227
www.artesaeditora.com.br
Rua Rio Pomba 455, Carlos Prates - Cep: 30720-290 | Belo Horizonte - MG
/artesaeditora

Sumário

Apresentação

Temos em mãos uma coletânea de estudos realizados por terapeutas e pesquisadores fenomenológico-existenciais apresentados por ocasião do V Congresso Internacional de Psicologia Existencial / IX Congresso Brasileiro de Psicologia Existencial, na Universidade Federal de Minas Gerais, de 18 a 20 de outubro de 2023.

Com o termo qualitativo "fenomenológico-existencial", indicamos que assumem o zelo fenomenológico, isto é, o cuidado de não permitir que pressupostos não verificáveis se coloquem diante do que se apresenta na experiência — os fenômenos —, ocultando-os ou distorcendo-os. Trata-se de um método que remonta à obra de Edmund Husserl (1859-1938), que defendeu a suspensão de conhecimentos apriorísticos para investigar a possibilidade do conhecimento e encontrou a correlação intencional, a direcionalidade da consciência aos objetos que lhe correspondem a cada vez. Dito de modo mais claro, a fenomenologia recupera a intimidade da experiência humana com o mundo significativo à sua volta. Existir é estar sempre em meio a coisas e a outros em contextos sociais e históricos, sempre situado, descobrindo-os e encontrando-os significativamente. A segunda parte do termo indica a existência humana enquanto âmbito iluminado no e por qual mundo pode aparecer e vir a ser, tal como tematizado por Martin Heidegger (1889-1976) e outros filósofos e psicopatologistas que desenvolveram suas obras a partir dele.

Existir é ser abertura. Mas também é ter como condição a possibilidade de perder-se, alienar-se e sofrer com isso. Ser uma existência situada sócio-historicamente implica tecer uma biografia singular em tensão com os valores compartilhados como ditames de como cada um deve ser. Nesse sentido, fenomenologia existencial também é análise cultural. E a cultura do século XXI incentiva o hiperconsumo, a autoexploração e a compulsividade, dificultando a introspecção, a intimidade, o encontro e o silêncio. No século XX, quando os existencialismos propiciados pela Fenomenologia surgiram, a cultura era diferente, com outras tentações que levavam a outras formas de vidas impessoais e vazias. Na época, a preocupação maior era ser um autômato, anônimo, um todos-nós-ninguém. Hoje, a alienação está mascarada no querer ser hiperindividual.

Nesse contexto, surgem modos de sofrer específicos. Hoje temos maior clareza de como a existência de grupos específicos é subjugada e violentada. Apesar de avanços em relação ao passado, gênero, raça e orientação sexual seguem sendo causas de violências e de sofrimento. A autocobrança por performance, a atribuição de valor pessoal à aparência pública, a objetificação de si e do outro são tendências entranhadas na sociedade contemporânea que têm enchido consultórios psicológicos e psiquiátricos. Para a psicologia fenomenológico-existencial, que orienta o modo de ser e pensar dos autores dos capítulos deste livro, o cuidado a ser ofertado pelo profissional é de zelar pela possibilidade de surgimento da existência singular, o que, muito frequentemente, implica em relativizar os ditames de nossa sociedade. Aí se funda também a preocupação com outros modos possíveis de a Psicologia se oferecer e se consumar na contemporaneidade, promovendo a reinserção acrítica nesse *ethos* adoecedor com técnicas que visam o ajustamento. Para a psicologia clínica fenomenológico-existencial, o estranhamento pode ser saudável, salvífico.

Desde os primeiros encontros de fenomenologia existencial e psicologia clínica, a reflexão sobre a sociedade é uma exigência. Pois o sofrimento chamado de psicológico não está na interioridade da pessoa. A existência é situada fora, no mundo. De modo que o sofrimento pode ser revelador justamente da perda de si mesmo, tornando-se "como a gente é" na sociedade, ao mesmo tempo em que revela os valores e ditames dessa sociedade.

Os textos a seguir apresentam compreensões fenomenológico-existenciais de sofrimentos contemporâneos e do correspondente cuidado chamado de psicologia clínica. Indicam caminhos para oferecer encontros verdadeiros, propiciadores do surgimento de uma existência pessoal, orientada por um sentido singular e biográfico, não pela ditadura do impessoal contemporâneo. Para isso, é mister recuperar a escuta e o diálogo, lavar as palavras sujas e gastas que só aparentemente dizem de algo ou alguém, reencontrar o outro na conjugalidade, reencontrar-se com o corpo próprio. Existir é carregar o fardo de ser si mesmo, de construir uma biografia singular; fardo que tantas vezes parece — só parece! — ser aliviado quando se é como todo mundo. Tecer biografia é sofrer e gozar com as dores e delícias de ser quem é.

Os capítulos que compõem esta publicação articulam-se em torno dessas ideias. Trazem análises ora mais temáticas, ora implícitas de nosso mundo histórico e indicam caminhos de enfrentamento e resguardo de sanidade, além de novos modos de lidar com fenômenos antes velados para a psicologia.

Desses caminhos — e fiel à prática realizada por vários autores e autoras — aparece a terapia. São algumas as perspectivas de abordagem do fazer clínico que estão dispostas nos capítulos a seguir, seja como Daseinsanalyse, seja como psicologia fenomenológico-existencial. A Daseinsanalyse (ou Daseinsanalyse clínica) é a compreensão do que acontece nas relações terapêuticas estruturada por Medard Boss (1903-1990), com apoio de Martin Heidegger. Mas não é a única possibilidade aberta pelo encontro de Psicologia Clínica e Fenomenologia-existencial, dado que as reflexões filosóficas podem nutrir a prática psicológica de várias formas (por isso, o título do livro deixa em aberto: Psicologia Clínica Fenomenológico-Existencial). Assim, os leitores encontrarão aqui outros modos de embasar a prática psicológica nos fundamentos fenomenológico-existenciais, notadamente, em diálogo mais franco com a Gestalt-terapia e a Focalização.

* * *

Aproveitamos para agradecer à Universidade Federal de Minas Gerais, que apoiou a realização do congresso no campus universitário, na Pampulha, e aos participantes do V Congresso Internacional de Psicologia Existencial / IX Congresso Brasileiro de Psicologia Existencial que, com seu interesse, perguntas e discussões, engendraram reformulações nas palestras apresentadas. É assim que a ciência se faz: através de diálogos.

Para a presente publicação, os capítulos foram avaliados por uma comissão científica de colegas pesquisadores em psicologia e fenomenologia existencial, que enfatizaram sua importância. Agradecemos a esses colegas que se disponibilizaram a ler e comentar o livro antes que fosse para a gráfica.

Agradecemos também a editora Artesã, que tem sido importante editora de divulgação de estudos em psicologia fenomenológico-existencial.

Por fim, agradecemos a parceria com os autores destes capítulos, que vieram a Belo Horizonte das cinco regiões do Brasil para apresentar seus trabalhos. Uma parte destes autores é também colega no corpo docente do Curso de Especialização em Psicologia Clínica: Análise Existencial e Gestalt-terapia, da UFMG, no qual temos podido articular muitas destas ideias.

Belo Horizonte, 29 de abril de 2024.

Paulo Eduardo Rodrigues Alves Evangelista
Claudia Lins Cardoso
José Paulo Giovanetti

1

O enfrentamento existencial do mal-estar contemporâneo

José Paulo Giovanetti

No texto anterior "O 'fora-de-si' como raiz antropológica do mal-estar contemporâneo" (Giovanetti, 2023), analisamos como o contexto social e a sociedade do século XXI têm impacto na estrutura existencial. O ser humano é sempre situado, isso é, está inserido em um ambiente social, interagindo com essa realidade Existe uma troca entre o ser humano e o ambiente, ou seja, o ambiente impacta de maneira positiva ou negativa a organização do viver humano e o homem, a partir de suas qualidades e características próprias, modifica o ambiente social. Essa é uma dinâmica contínua e que pode levar o ser humano a uma vida autêntica ou inautêntica, dependendo do peso das forças presentes na articulação dialética dos polos envolvidos, do contexto social e da dinâmica própria do ser humano.

Anteriormente, mostramos como a sociedade atual, por meio das análises de Byung Chul-Han, tem se apresentado com um ambiente que não favorece uma integração plena do indivíduo e tem valorizado só os aspectos que levam o ser humano a se afastar de suas características fundamentais para o seu desenvolvimento, interioridade e intersubjetividade. Assistimos, atualmente, a um esvaziamento da alteridade, indo, dessa forma, na contramão da necessidade da presença do outro no desenvolvimento existencial. Mostramos que a sociedade atual dá mais importância aos aspectos que leva o homem a viver na exterioridade. O que vale hoje é o desempenho, isto é, a sua capacidade de estar sempre pronto para responder ao que a sociedade oferece como realização da vida; é o estar sempre consumindo bens materiais; é o hiperconsumo; é sempre se apresentar como uma pessoa bem-sucedida, que demonstra estar feliz no tipo de vida proposto.

Tudo isso destaca que, no nosso entender, o homem atual vive fora de si, desprezando o seu núcleo pessoal: o dentro-de-si. A integração pessoal acontecerá quando houver um equilíbrio na articulação dialética entre essas duas dimensões da vida: a exterioridade e a interioridade. Destacamos que a raiz desse mal-estar contemporâneo é fruto do predomínio absoluto do estar fora-de-si.

Vamos buscar apresentar neste texto uma alternativa para equilibrar essa equação, levantando algumas pistas de como recuperar a dimensão da interioridade e da intersubjetividade, tão esvaziadas nos tempos atuais. A essa tentativa chamaremos de enfrentamento existencial, em que é necessária a criação de espaços na sociedade atual para o cultivo de suas características próprias, de recuperação da dimensão dentro-de-si, de recuperação do isolamento próprio do estar fora-de-si.

Dividiremos o texto em três partes. Num primeiro momento, vamos retomar de forma sintética o mal-estar atual analisado no texto anterior. Entretanto, em lugar de repetirmos as características apresentadas anteriormente, buscaremos enumerar alguns sintomas desse mal-estar.

No segundo momento, vale destacar, é preciso modificar também algumas diretrizes sociais para que se crie um espaço na sociedade propício ao cultivo da interioridade. Não basta só a vontade pessoal de se buscar um contato mais íntimo com o seu núcleo pessoal. É necessário que o ambiente nos ajude a entramos em relação com o outro.

Finalmente, haverá uma reflexão sobre o que é necessário para o cultivo da vida interior e o que é preciso para se criar uma nova postura pessoal. Atitudes concretas que podem nos levar a reverter essa dinâmica doentia da sociedade atual,

Retrato do momento atual

No texto anterior, desenvolvemos uma análise da sociedade contemporânea, dos vinte primeiros anos do século XXI, tendo como autor base o filósofo sul-coreano Byung Chul-Han. As mudanças ocorridas na sociedade atual começaram no final dos anos 1960 e início dos anos 1970 do século passado. Vários intelectuais apontam as modificações que foram ocorrendo no seio do contexto social nesses últimos cinquenta anos. Hoje, quando falamos de um hiperconsumo, temos que entender que ele não ocorreu por acaso. A implantação do consumo nos anos 1920 e 1930 do século passado foi o início do que vivemos hoje, isto é, trabalhamos para consumir os bens que a sociedade oferece e, por bem da verdade, bens na sua maioria irrelevantes para a realização de uma vida plena. Hoje, o hiperconsumo é uma aceleração sem limite do que se iniciou no século passado. Poderíamos passar sem a maioria dos bens consumidos para termos um viver confortável. Não é que o consumo seja mal, mas os bens efêmeros consumidos pelas pessoas nos jogam dentro de uma sociedade do efêmero, do superficial, do consumo, simplesmente, de bens materiais. Estamos mergulhados num hiperindividualismo, hipercapitalismo.

O que assistimos foi uma "profunda reorganização do modo de funcionamento social e cultural das sociedades democráticas avançadas", em que assistimos a um "estrondo da consumação e da comunicação de massa, um definhamento das normas de autoridade e disciplinares, um crescimento da individualização, uma consagração do hedonismo e do psicologismo" (Lipovestiky & Charles). Esse é o retrato da sociedade no início do século XXI e, como consequências, várias diretrizes de vida foram se aprofundando e radicalizando um novo modo de vida que Han denominou a Sociedade do desempenho.

Essa busca "incessante pelo desempenho gerou uma Sociedade do cansaço, onde as pessoas são superativas, pois, estão em contínua atividade, produzindo depressivos e fracassados" (Han, 2015, p. 27). É a vida ativa em detrimento da vida contemplativa. Estar fora-de-si é o dinamismo principal dessa sociedade. "A Sociedade do cansaço, enquanto uma sociedade ativa, desdobra-se lentamente numa Sociedade do doping. O *doping* possibilita de certo modo um desempenho sem desempenho" (p. 79).

Apresentamos, também, algumas ideias sobre o que Han denominou a Sociedade da transparência, isto é, o nosso modo de viver se pauta pela exposição. Estamos mais preocupados em mostrar para os outros, através do Facebook e Instagram, o que estamos fazendo, principalmente as coisas banais da vida. É o fenômeno da superiluminação. Viver sempre mostrando o irrelevante da vida, como o que comemos, o que compramos.

Finalmente, destacamos em um outro texto de Han, denominado Sociedade paliativa, que as pessoas buscam esconder a dor, neutralizar a dor por meio de fármacos. A consequência é que a dor passa a ser percebida como desprovida de sentido "a dor é, agora, um mal sem sentido, que deve ser combatido com analgésicos como mera aflição corporal, ela cai inteiramente fora da ordem simbólica" (Han, 2021, p. 41). Isso é negar o sofrimento, anulando o seu sentido. Para um crescimento pessoal, necessitamos de uma elaboração das nossas dificuldades. Entretanto, elas são negadas e desprovidas de elaboração.

É uma sociedade que está na contramão de proporcionar condições para um bem viver, na qual as pessoas vivem fora-de-si, ou seja, estão muito mais preocupadas com as tarefas exigidas pelo contexto social do que com as suas exigências próprias, específicas. Você vive fora-de-si e não dentro-de-si. Esse quadro de estar continuamente deslocado do seu núcleo existencial tem graves consequências

O impacto de todo esse mal-estar pode ser percebido por meio dos tipos de adoecimentos mais comuns dos tempos atuais. Han fala de depressivos e fracassados diante da impossibilidade de se alcançar os objetivos propostos, a pessoa se sente fracassada. Por exemplo, se trabalhei incessantemente para conseguir algo e não alcancei, sinto-me fracassado, e, como consequência, entro num processo de depressão. É por isso, que Ehrenberg vai diagnosticar a depressão como a doença específica esse início do século XXI. E mais uma vez, aqui, a depressão é combatida por meio de fármacos e não elaborada no seu sentido. "O sujeito contemporâneo tem características muito próprias devido à mudança da organização social atual. Somos todos deprimidos, porque a sociedade impacta no nosso espírito e a depressão passa a ser o adoecimento da Alma. O deprimido é a nova forma da subjetividade contemporânea" (Giovanetti, 2023, p. 23).

O adoecimento hoje

A análise de Ehrenberg é extremamente pertinente, mas ela reduz todas as formas de adoecimento à depressão.

O quadro psicopatológico é muito mais complexo. O que vejo de comum em todas as análises apresentadas no texto anterior é o seguinte: David le Breton, Joel Birman, Alain Ehrenberg, Joelson Rodrigues mostram a impossibilidade do ser doente elaborar os seus sintomas. Simplesmente, nega-se o sentido da síndrome e busca-se aliviá-lo por meio dos analgésicos. Não há espaço para um contato com o seu interior e sim um afastamento da crise que poderia nos levar a um crescimento pessoal.

O quadro sintomatológico elaborado por Joelson me parece mais rico quando classifica de modo bem esquemático o mal-estar contemporâneo nos quadros de ansiosos, depressivos e compulsivos. Para o referido autor, a angústia psicológica, a manifestação ôntica da angústia fundamental do ser humano (*Dasein*) se explicita por meio de síndromes. A vasta experiência clínica do psiquiatra nos enriquece com a compreensão das manifestações sintomatológicas do cotidiano do homem atual.

Ao analisar o quadro dos ansiosos, o autor enumera como manifestação ôntica a ansiedade, o medo e o pânico. É importante ressaltar que a compreensão fenomenológica hermenêutica do autor é tratar essas síndromes como um modo de ser no mundo e não como uma doença, uma categorização nosológica. Por isso esses modos de ser remetem ao afastamento do seu fundamento, que, no nosso ver, é um afastamento do seu núcleo pessoal. "Enquanto a psiquiatria se concentra numa pesquisa dos nexos causais, supondo encontrar o invariante, o geral, a analítica de Heidegger busca o sentido, que só pode ser encontrado na experiência singular" (Rodrigues, 2006, p. 91).

O sentido do adoecimento compreendido antropologicamente é a vivência de um fechamento para o que é próprio de cada um de nós, um afastamento de seu ser profundo.

Podemos entender a ansiedade como um modo de ser no qual a pessoa está continuamente em suspenso. Tudo é uma ameaça à sua condição humana. Tenho que sempre estar vigilante a algo que vai me acontecer, que está ameaçando o meu ser. É a vivência contínua de que algo está por acontecer e não sei o que é. Tudo é fonte para me colocar de forma tensa diante da vida. Às vezes, consigo detectar o objeto da minha ansiedade, por exemplo, estou para fazer uma prova e não sei o que vai acontecer, se estou preocupado ou não. Normalmente, no momento que encaro a situação, a ansiedade desaparece.

O medo é algo mais palpável. A pessoa que tem medo diante de tudo ou de alguma coisa específica está em contínuo sobressalto. "Podemos detectar a presença do temor com pessoas cujas queixas não configuram, propriamente, um quadro psiquiátrico. Tais pessoas apresentam queixas inespecíficas de insegurança e inquietação com o futuro" (Rodrigues, 2020, p. 158). Ele pode se manifestar nas mais diversas formas: medo de cachorro, medo de barata, medo de altura etc. Todas as suas manifestações revelam uma insegurança diante da vida, diante do que estar por vir. Numa leitura heideggeriana, o medo mais profundo que revela a angústia fundamental é o medo da morte, que é uma questão existencial da qual não podemos fugir. O que assistimos na sociedade atual é uma tentativa de não a encarar como algo natural. Lutamos, ferrenhamente, para não pensar nessa possibilidade e vivemos profundamente angustiados. O modo de ser de uma pessoa que tem medo da morte é de alguém que quer ter o controle da vida, inclusive sobre a morte, fenômeno que não se tem controle sobre ele.

Todas as fobias se encaixam dentro dessa síndrome, pois medo de qualquer coisa revela o nosso modo de viver ansioso. Não tenho tranquilidade para enfrentar o obstáculo que aparece diante de mim. Entro em pânico.

Dessa forma, podemos dizer que pânico revela o modo de viver mais angustiante. "As manifestações de taquicardia ou sudorese diante de um obstáculo da vida, revelam o fenômeno primário de angústia da não aceitação da abertura no ser" (Rodrigues, 2020, p. 169).

A segunda síndrome característica dos tempos atuais é a depressão. Muitos autores têm se debruçado sobre a expansão desse fenômeno, pois ele tem atingido um número cada vez maior de pessoas. Escutamos com frequência, diante de acontecimentos trágicos ou não, as pessoas dizerem: "agora, nada tem sentido para mim", "a minha vida acabou", "perdi o chão que me sustentava". Essas expressões mostram um "sujeito enfraquecido, impossibilitado de projetar-se frente ao porvir, ou melhor, estabelecendo essa projeção como uma clara restrição, em que as possibilidades não são visualizadas e as alternativas parecem desprovidas de sentido" (Rodrigues, 2020, p. 171). Assim, as pessoas deprimidas possuem uma atitude de desistência diante da vida, perante as coisas que a mobilizaram até então. Não tenho forças para levar a vida adiante, o meu projeto de vida. Perdi o meu parceiro. Agora, não sei o que fazer. "A desistência, nesse contexto, será exatamente a falência desse projeto, ou seja, o testemunho do fracasso de um sujeito que, se tomando como onipotente, pretende ter controle sobre todas as coisas" (Rodrigues, 2020, p. 171).

Segundo o autor, a depressão é uma restrição existencial. Pensamos que ela se manifesta como uma incapacidade de buscar forças para viver segundo o seu núcleo pessoal.

A terceira síndrome do mal-estar contemporâneo é a compulsividade. O autor aponta várias diferenças entre atos impulsivos e atos compulsivos. Os atos impulsivos significam colocar-se em movimento, que, geralmente, vincula-se à busca de um prazer, enquanto os atos compulsivos se realizam com a finalidade de reduzir a ansiedade ou prevenir sofrimentos (Rodrigues, 2008, p. 183). É uma pressão interna para acalmar o estado de tensão. Exemplo: lavo as mãos para tentar abafar algum conflito interno do qual não tenho consciência. Preciso de mais espaço para o meu eu e, com isso, diminuir o ato compulsivo.

Gostaríamos de apenas sinalizar os atos compulsivos decorrente de uma dependência química. No início, a pessoa busca o prazer da droga, mas logo passa a ser um dependente químico. Para o autor, esse tipo de dependência se dá em uma "sociedade compulsiva que elege como o seu valor prioritário a busca do prazer e da satisfação pessoal" (Rodrigues, 2008, p. 186). Se observa na sociedade atual uma relação entre compulsão e dependência.

Aqui, também, por meio desse modo de ser, o compulsivo, verificamos que o sujeito contemporâneo vive um afastamento de si, se entregando aos prazeres propostos pela sociedade que na sua grande maioria são efêmeros.

A sociedade em busca de novos tempos

Antes de analisar o enfrentamento existencial do mal-estar contemporâneo, são necessárias algumas reflexões sobre o enfrentamento social das dificuldades do viver. Entendemos enfrentamento social como a busca de algumas atitudes que serão capazes de reverter, ou melhor, de amenizar as consequências maléficas propostas pela sociedade e que tenham impacto no nosso modo de viver atual.

Han, autor muito perspicaz dos processos espontâneos e inconscientes que atingem o nosso viver, levando a uma maneira alienante de se colocar no mundo, busca, também, descobrir algumas atitudes, quando vividas, serem capazes de nos tirar da alienação.

A primeira ideia fundamental para entendermos esse movimento do pensamento de Han é o conceito de "conclusão" que ele tira do pensamento do filósofo alemão Hegel (1770-1831). "Tem-se uma conclusão quando o início e o fim do processo formam um conjunto dotado de sentido, uma unidade dotada de sentido, quando eles se prendem um ao outro" (Han, 2021, p. 11-12). Como exemplo, podemos ver um crescimento de uma criança em que os primeiros anos têm a ver com os anos posteriores. Há uma ligação entre o início da vida e o que vai se apresentando mais à frente. Há uma unidade entre o processo, e, por isso mesmo, um sentido, pois os primeiros anos se prendem ao que se está vivendo hoje. Quando faço algo hoje que não tem nada a ver com o início do meu viver, a unidade se perde e o sentido escapa. Por isso, para o autor, na Sociedade do desempenho não existe ligação entre o início e o fim de um processo, uma vez que o sujeito "se despedaça sobre a coação de sempre ter de produzir mais desempenho" (Han, 2021, p. 30). Nunca se encerra um processo. Ele é ilimitado. Daí a exaustão do sujeito do desempenho.

Dessa forma, Han vai buscar tipos de vivências, tempos que devem ser cultivados para se ter uma conclusão (sentido) no processo vivido pela pessoa. São tipos de tempo, em que se interrompe a corrente contínua sem fim e sem direção do desempenho desenfreado vivido pelas pessoas atualmente.

O primeiro tipo de tempo a ser cultivado é o tempo da festa em oposição ao tempo do trabalho: "o tempo do trabalho é um tempo sem conclusão, sem início e sem fim. A pausa não marca, como pausa do trabalho, um outro tempo. Ela é apenas uma fase do tempo do trabalho" (Han, 2021, p.

32). Não se vive nada diferente quando faço uma pausa no trabalho. Somente relaxo para continuar no mesmo processo sem fim. Para se sair desse círculo vicioso, é necessário viver um tempo capaz de quebrar o ritmo da produção, capaz de introduzir algo diferente nesse tempo sem fim. Como exemplo, podemos lembrar tempo da festa "que não é um tempo de relaxamento ou de recuperação. Ela deixa que um tempo, inteiramente outro, comece" (Han, 2021, p. 41). Esse tempo novo permite uma parada no tempo do trabalho, introduz o diferente do que se vive no desempenho. A festa é uma celebração. Ela permite a entrada do diferente. A celebração interrompe o trabalho. Daí a importância dos rituais nos tempos atuais, pois esses são capazes de explicitar o sentido do que se vive. O esvaziamento dos rituais na sociedade atual é mais um sintoma da Sociedade do desempenho que só tem olhos para o produto e não para o sentido.

Dessa forma, como exemplo, a festa de uma formatura mostra uma unidade entre o início e o fim, pois é uma celebração de uma etapa da vida vivida. Entrar na universidade é um início de um tempo e a celebração é o fechamento do ciclo. Há um sentido na comemoração do final do curso. Essa é uma parada no tempo do trabalho que não tem fim. Podemos dizer que "os rituais e cerimônias são formas de conclusão. Eles têm, desse modo, o seu tempo próprio, o seu próprio ritmo e compasso" (Han, 2021, p. 12). Os rituais nos permitem celebrar um acontecimento significativo, rompendo, assim, a aceleração do dia a dia, pois o sujeito do desempenho é incapaz de chegar a uma conclusão, ou seja, de estabelecer uma unidade de significado entre o início e o fim de uma vivência.

O segundo tipo de tempo que merece destaque é o tempo do outro, capaz de interromper um processo contínuo de viver sem sentido. No caso, aqui, é a saída do eu e a abertura ao outro ao diferente: “o tempo que se deixa acelerar é o tempo do eu. Ele é o tempo que tomo para mim. Ele conduz à falta de tempo. Há, porém, também um outro tempo, a saber, o tempo do outro, um tempo que eu dou ao outro. O tempo do outro como dádiva não se deixa acelerar” (Han, 2021b, p. 41). Eu consigo introduzir o diferente e com isso sou capaz de viver uma unidade (eu e o outro), rompendo a linha contínua de estar só centrado em mim. O amor é a expressão humana dessa integração do eu com o diferente.

No amor, há uma saída de si para o outro. O que não acontece no tempo do desempenho, no qual o tempo do eu é vivido de forma ilimitada. Aqui, o eu rompe a aceleração e se entrega ao outro. “O amor como conclusão absoluta pressupõe um abandono de si” (Han, 2021b, p. 38). O significado do amor é a vivência de uma unidade do eu com o outro, e mesmo o abraço, para o autor, expressa um sinal dessa unidade. A saída para o outro se apresenta como na superação do sujeito de desempenho que explora a si mesmo até ruir e desenvolve uma autoagressividade que não raramente desemboca no suicídio” (Han, 2018, p. 87-88). Romper o tempo do eu torna-se uma saída necessária para a sobrevivência humana na sociedade atual.

Para enfrentar a comunicação das redes sociais, torna-se necessário entendermos a dinâmica da comunicação digital pobre de olhar. No Skype, o “videotelefone cria a ilusão da presença, pois a mídia digital nos afasta cada vez mais do outro” (Han, 2018, p. 47). Não temos a presença completa do outro, só o que a câmera capta, deixando de lado a presença real e inteira do outro e evitando o contato direto com as pessoas, assim, “a mídia digital furta à comunicação a tatilidade e a corporeidade” (Han, 2018, p. 44). É uma presença por meio da imagem e não há uma real comunicação. A “comunicação digital não é capaz do diálogo.

Ela se torna, hoje, mais narcisista e leva o próprio outro ao desaparecimento" (Han, 2021b, p. 46). Ela é um caminho para o desenvolvimento do tempo do eu e não do tempo do outro, quando, em um olhar mais rápido, a gente é levada a pensar que a presença do outro por meio de imagem está rompendo o tempo do eu. É uma mera ilusão. Estamos mais centrados em nós mesmos. É o que o autor vai nomear de fuga na imagem. "Refugiamo-nos nas imagens para sermos melhores, mais bonitos e mais vivos" (Han, 2018, p. 53). Com as imagens estou promovendo uma realidade que não existe, por exemplo, quando, por meio de Photoshop, faço retoques no meu visual. A imagem embaça o meu real. A importância do virtual se sobrepõe ao real. A foto vale mais que a presença física. Isso se torna verdadeiro quando, ao alugar uma casa na praia, a minha decisão se faz baseada nas imagens apresentadas na internet que falseiam o tamanho dos cômodos, o equipamento da cozinha etc. Ao chegar ao local a decepção se instaura, pois as fotos não revelam o real.

Outro ponto que merece destaque na reflexão de Han é a análise que ele faz sobre o passar os dedos diante do seu smartphone. No lugar das mãos entram nos dedos. "O novo ser humano passa os dedos, em vez de agir" (Han, 2018, p. 62). Um exemplo prático dessa postura pôde ser observado quando presenciei a entrega de uma fotografia a uma criança de 2 anos, criada na frente do telefone celular dos pais. A atitude imediata dessa criança foi passar os dedos sobre a fotografia com a intenção de aumentar a imagem. Criada a partir do digital, tudo pode ser manipulado digitalmente. Estamos nos transformando no que os outros nomeiam de *Homo digitalis*. Podemos concluir: "passar o dedo pelo *touchscreen* é um momento que tem uma consequência na relação com o outro. Ele elimina aquela distância que constitui o outro na sua alteridade. Pode se passar o dedo na imagem, tocá-la diretamente, porque ela já perdeu o olhar, o rosto. Com o pinçar (a imagem), eu disponho do outro. Descartamos o outro com o passar do dedo" (Han, 2018, p. 46).

Tudo passa pelas redes sociais. Se não tivermos o mínimo de familiaridade com o digital, corremos o risco de ficarmos fora da sociedade. A presença do digital veio para ficar. A comunicação será cada vez mais digital. É um processo Irreversível dos tempos atuais.

Entretanto, como quase tudo passa pelas redes sociais, pelo digital, estamos diante de uma enxurrada de informações. A aceleração das informações vai provocar um impacto no nosso psiquismo, que tem um ritmo próprio, na maioria das vezes incompatível com o ritmo das informações. Isso quer dizer que nem bem assimilamos uma notícia, já estamos sendo bombardeados por uma dezena de outras informações. Estamos diante do que o autor chama de *cansaço da informação*, gerando SFI (Síndrome da fadiga da informação), que passa a ser "a enfermidade psíquica causada por excesso de informações. O excesso de informação faz com que o pensamento definhe. A enxurrada de informações a qual estamos hoje entregues prejudica, evidentemente, a capacidade de reduzir as coisas ao essencial" (Han, 2018, p. 104-105).

Outra consequência mais imediata de que a nossa vida está sendo dirigida pelos aparelhos digitais, devido à sua grande mobilidade, é que eles "transformam todo lugar em um local de trabalho e todo o tempo em tempo de trabalho. A liberdade da mobilidade se converte numa coação fatal de ter de trabalhar em todo lugar" (Han, 2018, p. 65). É muito frequente vermos nos aeroportos pessoas que, na sala de embarque e até no último momento dentro do avião, estão trabalhando em seus *notebooks*. Não há espaço para um café distendido antes do embarque. Não podem deixar de trabalhar. Tenho que estar trabalhando *full time*. Posso até ter uma pausa de relaxamento, mas essa postura é em função da retomada do trabalho.

Um exemplo mais grave, a meu ver, é assistirmos a pessoas comendo, almoçando plugadas no celular. Pelo fato de a comunicação ser instantânea, sinto-me na obrigação de responder imediatamente ao *WhatsApp* ou ao *e-mail* que chega no meu celular. Não tenho mais o tempo do almoço. Sou engolido pela obrigação de responder imediatamente ao pedido que chega. Esse fenômeno é mais comum quando a pessoa está tomando uma refeição sozinha. Já observei, também, pessoas de uma mesma empresa com essa postura. Não se tem tempo para conversar durante o almoço. O desempenho exigido pelo trabalho fala mais alto. Antigamente, você precisava sair do local do trabalho para almoçar. Hoje, a mobilidade dada pelos aparelhos digitais acabou com a distância entre uma atividade e outra, entre o trabalho e o almoço. "Dos *smartphones*, que prometem mais liberdade, parte uma coação fatal, a saber, uma coação da comunicação. Com isso se tem uma relação quase obsessiva, compulsiva com o aparato digital" (Han, 2018, p. 65).

A questão que surge agora é a de como se posicionar frente a esse tipo de comunicação e não nos deixarmos ser engolidos por ela. O desafio atual é encontrar posturas que nos ajudem a escapar dessa comunicação digital que nos anula e nos afasta do outro.

O primeiro ponto para o enfrentamento desse novo fenômeno contemporâneo é buscarmos ter uma visão crítica diante desse novo tipo de comunicação que se impõe no momento. A postura crítica exige distância. Só quando tomamos um certo distanciamento do fenômeno, isto é, daquilo que vivemos, será possível uma compreensão mais isenta do envolvimento espontâneo, às vezes irracional, do acontecimento. Ora, a distância será possível se respeitarmos o tempo de cada coisa, isto é, o tempo do trabalho, o tempo do almoço, como algo que tem que ter um início e um fim, que tem que ter o seu ciclo. Esse é o bom tempo. Cada acontecimento do dia a dia deve ser vivido segundo o seu ritmo. Vamos examinar mais à frente a importância do tempo próprio para cada momento do viver. Ser senhor do seu tempo.

O segundo ponto, é tentar enfrentar a lógica do consumidor, pois o "consumidor compra aquilo que lhe apraz. Ele segue as suas inclinações individuais. O curtir é o seu lema" (Han, 2018, p. 118). Segundo o autor, ele não é um cidadão, pois ele não se engaja em uma comunidade e não tem responsabilidade por nada do que é do outro. A lógica é a do seu prazer. Essa atitude terá consequência no plano político. O digital vai transformar o cidadão, que poderia fazer uma eleição de um candidato benéfico para bem de todos na comunidade, porém, tomará a sua decisão, exclusivamente, baseado nas suas inclinações. É preciso reverter a lógica do consumidor para a lógica do cidadão.

Assim, a comunicação deve buscar recuperar a presença do outro, buscar o diferente das inclinações individuais. É preciso escutar o outro, buscar e sintonizar demandas que melhorem o contexto social, buscar uma comunicação que provoque a presença e não a exclusão do outro.

O enfrentamento existencial

Depois, de refletirmos sobre o modo de ser do homem atual, mostrando o ocultamento de uma dimensão essencial do ser humano, a saber, o contato com o seu interior, com o seu núcleo existencial, com seu ser profundo, temos que buscar alternativas para fazer reviver o contato com o dentro-de-si. A raiz do mal-estar contemporâneo está, como analisamos no artigo anterior, e ratificamos nessa nossa reflexão, em organizar a vida a partir do fora-de-si, isto é, do que a sociedade impõe no dia a dia.

Nova postura social / redução do eu e ressurgimento do "nós"

O primeiro passo para tentar reverter essa desarmonia e buscar o equilíbrio entre o fora-de-si e o dentro-de-si, do ponto de vista da sociedade, será buscar alternativas de diretrizes mais comunitárias para enfrentar os desafios do mal-estar. A isso chamamos de enfrentamento social. Agora, necessitamos buscar alternativas que sejam eficazes no sentido de recuperarmos o contato íntimo com as possibilidades de cada um de nós. Isto, chamamos de enfrentamento existencial. A busca da valorização do viver a partir de dentro-de-si. "A alma humana necessita naturalmente de esferas onde possa estar junto de si, mesmo sem o olhar do outro" (Han, 2016, p. 13).

Diretrizes de vida:

a) Saída da impessoalidade

A sociedade informatizada, na qual a singularidade não tem lugar, e o que impulsionaria o viver é o olhar do outro, os valores do outro. Hoje, vive-se no que Heidegger nomeia "o impessoal". Assim, o primeiro passo é sair da vivência do impessoal, isto é, deixar de determinar nossa vida a partir das coisas externas a nós, que nos levam ao afastamento de nós mesmos. Impessoalidade é viver não estando aberto as novidades, acomodando-se ao que é proposto pelo contexto em que vivemos, negando, assim, a nossa identidade. "Esse modo de ser, em que tomamos as referências já dadas, em que somos como se deve ser, sentindo nos familiarizados e seguros é o que denominamos de impessoal" (Rodrigues, 2020, p. 60). Viver na impessoalidade é viver fechado à novidade do diferente. É se contentar com o já posto. É mais fácil viver acomodado ao proposto pelo social do que fazer um esforço contínuo de estar sempre em um processo de descobrimento de si e aberto a outras possibilidades, "estabelecer outras formas de lidar com o mundo e com os outros" (Rodrigues, 2020, p. 60). Assim, é necessário romper esse círculo vicioso e cultivar a dimensão de abertura do ser, tão estruturante do viver.

Segundo o autor, essa noção denominada impessoalidade será compreendida a partir da manifestação: de uma inautêntica. A inautenticidade "poderia ser interpretada como impropriedade, no sentido de uma cristalização e uma defesa arraigada e identificações que não constituem os modos mais próprios do ser do ser-aí" (Rodrigues, 2020, p. 61). Assim, nessa perspectiva a nossa identidade é construída a partir das identidades propostas pelo contexto no qual vivemos apostando. Construo a minha identidade a partir das exigências de uma Sociedade do desempenho e da transparência. Sou fruto da aceleração do viver e abafo um tempo para olhar e dar atenção ao meu ritmo, às minhas possibilidades.

b) Autenticidade

Por outro lado, na autenticidade "não perco de vista a minha condição de estar em aberto, o que me confere relativa liberdade, mantendo-me na condição de desconstrução dos caminhos já tomados" (Rodrigues, 2020, p. 61). É estar aberto a mudança. Posso não a concretizar. Como exemplo, podemos dizer de uma pessoa que busca terapia. Ela se encontra incomodada com sua situação e mostra uma abertura à mudança quando procurar ajuda. Pode não mudar, mas a estrutura da abertura está presente. Estou buscando novas articulações dentro do meu viver.

Para entender a amplitude desse conceito, vamos buscar compreendê-lo a partir da filosofia de Edith Stein (1891-1942), aluna e assistente de Husserl e uma das vozes mais importantes do século XX sobre a abordagem da fenomenologia na compreensão do ser humano. Toda reflexão da autora é voltada para captar qual é a essência da pessoa humana. O conceito de pessoa é a categoria central no seu pensamento. Compreender a estrutura fundamental da pessoa é o ponto de sustentação de sua filosofia. Análise dessa estrutura própria do ser humano se encontra no seu livro *Estrutura da pessoa humana* (Stein, 1998).

É importante destacar que, embora todos nós tenhamos a mesma estrutura (corpo, psiquismo e espírito), cada um de nós carrega uma característica própria, isto é, somos um ser singular, temos a nossa marca pessoal ao vivenciarmos os acontecimentos

A pergunta que fica é: de onde brota essa singularidade? De onde se manifesta nossa particularidade?

A autora vai mostrar que o singular se revela a partir de um núcleo pessoal. Cada um de nós tem o seu núcleo pessoal. E o que é o núcleo pessoal? "Esse centro pessoal que se expressa nas ações, nas escolhas, na sensibilidade a grupo de valores específicos, na modalidade em que se sente ou se exprime. Desse centro pessoal, formada por disposições peculiares, se expressa uma personalidade que pode vir a se expressar de maneira completa ou incompleta" (Coelho Júnior, 2018, p. 107). Vamos compreender a autenticidade como uma maneira mais plena da manifestação desse núcleo pessoal. Essa vivência não é uma mera afirmação do individualismo. Pelo contrário, o impulso Interno tem que levar em conta as exigências do contexto. Stein diz: "viver autenticamente significa realizar as potencialidades mais próprias e satisfazer as exigências do instante, das condições de vida dadas em cada vez" (Stein, citado por Coelho Júnior, 2018, p. 176).

Achiles Coelho vai refletir sobre essa afirmação de Edith Stein, destacando, na vivência da autenticidade, duas características. A primeira é realizar as próprias possibilidades, que "implica o reconhecimento de limite do que se pode ou não" (Coelho, Júnior, 2018, p. 177). É colocar a sua marca pessoal no acontecimento. É ser você mesmo no que se vive. Vivo a partir do meu núcleo pessoal e não a partir do que o outro quer que eu viva. A escolha de uma profissão deve ser feita a partir das suas potencialidades e não a partir do desejo dos pais. Exemplo: quando uma filha decide se quer ter um filho ou não, tem que olhar para dentro de si mesmo e ver se é um desejo próprio ou se está satisfazendo o desejo da mãe de querer ter um neto. A filha tem de que seguir o seu desejo e não o desejo de sua mãe que é o de querer ser avó. Não posso basear a minha decisão no desejo do outro.

O segundo aspecto que compõe a autenticidade é "captar um instante e a situação e responder a eles. Agir de qualquer maneira não é uma atitude que permite afirmar o ser si mesmo próprio" (Coelho, Júnior, 2018, p. 177). Esse aspecto nos mostra o quanto o ser humano está engajado em uma situação. Preciso levar em consideração que o contexto me pede, sem, entretanto, negar o meu núcleo pessoal. Articulação desses dois momentos não é fácil, mas é necessária para se viver autenticamente, viver o seu potencial a partir das exigências da sua situação concreta.

c) Descentramento do eu

A análise que fizemos da sociedade atual nos levou a detectar uma das características do viver atual, o centramento do eu. Isso quer dizer que tudo que faço não leva em consideração o outro. A minha vontade está no centro das decisões. "O centramento do eu tem como característica principal forças ao extremo, o desenvolvimento livre das potencialidades" (Giovanetti, 2016, p. 30). Tudo o que faço, a referência decisiva é do eu e não do social. O exemplo disso é o consumo. Na maioria das vezes, todo o consumo é definido a partir do que é cobiçado pelo meu eu. A sociedade no Hiperconsumo é hiperindividualista.

Assim, o enfrentamento existencial deve se estruturar para reverter essa tendência, apostando no "descentramento do eu". Nos tempos atuais, a desvalorização do outro chega ao extremo, quando se afirma que, para atingir a felicidade, não se precisa do outro. "To love my self-enough so that I do not need another to make me happy"[1]. Tal expressão mostra que o homem não necessita do outro para ser feliz. Ele tem que se concentrar na satisfação de suas aspirações e deixar o outro de lado.

Entretanto, ninguém se estrutura sem a presença e o auxílio do outro. Se não formos cuidados por alguém, morreremos. Se o outro é tão importante no nosso viver, necessitamos recolocá-lo na articulação da nossa vida. Chamamos esse movimento de "descentramento do eu", que se concretiza por meio da abertura ao outro.

[1] É uma frase de Christopher Lasch retomada por Lipovetsky, Gilles *In Lére du vide. Essais sur l'individualisme contemporain*. Paris: Gallimard, 1983, p. 71.

d) A valorização do nós

Dentro de uma perspectiva existencial, o eu não existe sozinho. Ele se estrutura na relação com o outro. Entretanto, a vida é mais radical, pois o que vem primeiro é o "nós" e não o "eu e o tu". O eu nasce de dentro do nós, na articulação com a mãe. Se olharmos o pensamento de Winnicott (2023), ele vai dizer que ao nascer o bebê não percebe que ele é separado da mãe. Nós, que estamos de fora, como observadores, enxergamos uma mãe e um bebê. Porém, para o bebê existe uma unidade dele com a mãe. Só com o passar do tempo é que ele perceberá que existe um tu, a mãe. Assim, o ponto de partida da vida é uma unidade da mãe com o seu bebê, é o nós. O ser humano se individualiza a partir do nós, de um tu dentro do nós.

Essa situação existencial é compreendida pelo psiquiatra alemão Ludwig Binswanger (1881-1966) na sua antropologia fenomenológica como um elemento essencial da vida, isto é, o homem é chamado na sua radicalidade a viver a dimensão da unidade. Ele vai nomear essa postura como o modo Dual de existir, que na vida corriqueira poderá se manifestar por meio do amor ou da amizade, suas duas formas ônticas de existir.

Binswanger usa a expressão "*Miteinandersein*" para caracterizar essa relação interna do eu com o tu em uma unidade. Podemos traduzi-la como "ser-em-relação-de-reciprocidade", unidade na dualidade, A forma da unidade no amor e na amizade é completamente diferente de "ser dois no qual um está em oposição ao outro, ou mais, sem que aí exista uma mudança de estrutura do ser com" (Binswanger, 1973, p. 382). O ser humano é chamado a viver na sua vida, essa estrutura fundamental antropológica. É como se viver na vida adulta a unidade primordial experimentada no início da existência.

Ora, a sociedade contemporânea está na contramão desse movimento. Dessa forma, o cultivo do amor e da amizade podem ajudar o homem a sair de sua individualização e se aventurar na construção do nosso.

A conquista da introspecção

Se de um lado, apontamos algumas diretrizes existenciais para buscarmos a superação do viver fora-de-si, agora, refletiremos sobre algumas posturas na vida que nos levam a olharmos para o dentro-de-si, do nosso núcleo pessoal.

a) Cultivo da vida interior

A vida interior, isto é, a vivência da interioridade, se dá pela atenção que damos à nossa vida psíquica e espiritual. A sociedade atual, pelo fato de estar mobilizada pelas demandas externas do viver, não dedica tempo a termos um contato com os nossos sentimentos e os nossos valores. É necessário entrarmos em contato com o que sentimos, com que experenciamos internamente. Normalmente, a mulher, pelo tipo de educação, tem mais facilidade do que o homem de perceber e falar dos seus sentimentos. O mundo masculino tem que demonstrar sempre a força e que não está abalado com alguma dificuldade. Isso dificulta o contato com o seu íntimo. Dificilmente, em uma conversa de amigos, os homens falam de sentimentos. Só falam das conquistas, quase sempre materiais. Isso demonstra um afastamento da interioridade. Hoje, também, as mulheres começam a perder esse contato com a interioridade quando o motor da vida passa a ser exclusivamente os critérios de beleza colocados pela sociedade. Nas palavras de Han, estamos vivendo um excesso de positividade; essa busca incessante pelo desempenho provoca um vazio da alma.

Assim, a primeira mobilização para superar esse modo de vida é abrir espaço para cultivar a vida interior. Primeiro, será importante buscar o silêncio. Ninguém entra em contato com o seu ser profundo sem silêncio. Não temos o hábito de viver em silêncio ao lado do outro. Algumas pessoas não aguentam um retiro de dois dias, no qual se exige silêncio total. Vivem dispersos no barulho. Posso até ficar em silêncio com os meus pares em um encontro, mas não desligo o *Whatsapp.* O estar continuamente interligado pelo celular está na contramão do cultivo da conexão consigo mesmo. Talvez a busca de um contato com a natureza possa nos acalmar e, dessa forma, criemos um espaço para o contato com a nossa vida interior.

Ao nos conectarmos com os nossos sentimentos, será necessário abrirmos espaço para os positivos. Na maioria das vezes, deixamo-nos levar pelas emoções negativas, como medo, ódio, vingança, que, na realidade, não nos acalmam, pelo contrário, jogam-nos numa luta com o outro. O cultivo das emoções positivas tem a capacidade de trazer o outro para o nosso viver. A vivência da alegria abre as portas do convívio na sociedade.

No momento que abrimos espaço para nossa interioridade, surge um espaço para descoberta do nosso núcleo pessoal. Isso nos leva à vivência da autenticidade, da afirmação das nossas qualidades, dos nossos talentos. Autenticidade é estar concretizando no dia a dia o nosso núcleo pessoal.

Talvez a conquista mais significativa para o amadurecimento emocional decorrente da busca de um espaço interior seja a conquista da capacidade de estar com você mesmo. A vivência da solidão existencial é desafio, pois poucas pessoas conseguem estar só consigo mesmas. Quem não tem vida interior tem dificuldade de viver a solidão, de ter a alegria e a paz de se sentir em contato com o seu eu. É cultivar a interioridade difícil em uma sociedade voltada para a exterioridade. Tem crescido muito na nossa sociedade a busca pelas técnicas de meditação vindas da prática da yoga como uma forma de fundamentar a vida anterior. É necessário não só a prática, mas a absorção da filosofia, dessa maneira de ser do oriental. Olhar para dentro de si como condição de possibilidade de abertura ao outro. A interioridade nos abre para intersubjetividade.

b) O cultivo da intersubjetividade

Se o centramento do eu nos leva a um isolamento, o descentramento do eu deve colocar no horizonte do nosso viver a presença do outro. Essa atitude tão necessária nos tempos atuais nos possibilita pensar no outro. O outro passa a ter um significado, uma importância na minha vida. A capacidade de doação, isto é, de se preocupar com outro é uma tendência interna de ser vivida para a integração psíquica. A incapacidade de doação nos leva a atitudes compulsivas, a uma vivência da superficialidade. Essa defesa da importância da doação nada mais é do que a afirmação da vivência da intersubjetividade, dimensão estruturante do amadurecimento pessoal. O "bloqueio do circuito de doação fixa o sujeito na posição de posse, levando-o a agir de forma, muitas vezes, predatória e autodestrutiva, com intento de recuperar o próprio sentido do viver" (Costa, n.d.). Ninguém se estrutura psiquicamente e existencialmente sem a presença do outro. Basta olhar para o início da vida, onde a ausência da atenção da mãe ou do pai, é capaz de provocar graves problemas psíquicos na organização da personalidade.

A pergunta que fica agora é: como se abrir para o outro? Como levar em consideração a importância do outro?

O cultivo da escuta é a porta de entrada para uma abertura ao outro. Numa sociedade de surdos, na qual se fala sobre tudo e sobre si mesmo, mas não se tem atenção para as vivências do semelhante, é necessário se cultuar a escuta. Importante lembrar que escutar o outro não é assumir a vida do outro, querer resolver as questões espinhosas do outro ser humano. Escutar é se colocar numa atitude em que permito que o outro reflita sobre o seu viver e compreenda melhor a si mesmo a partir do contato comigo. Escutar é ajudar o outro a desvendar o emaranhado da sua vida e a se reorganizar dessa forma; estou trazendo para o meu viver a presença do outro. Ajudar o outro é apoiá-lo nas suas transformações e não fazer para ele o que tem que ser feito A passagem da lagarta para a transformação em borboleta é o protótipo de como deve ser uma ajuda, pois aí percebemos o amadurecimento de dentro para fora. É um processo pessoal que não se força. Ele acontece de dentro para fora e a ajuda externa dá as condições para que essa transformação aconteça.

Outra atitude que fortalece a intersubjetividade é a solidariedade; tão difícil nos tempos atuais. A gente acaba vendo o movimento de solidariedade quando acontece alguma catástrofe. Isso mostra como o se preocupar com outro faz parte da estrutura do ser humano. O difícil é fazer que a atitude de solidariedade seja uma atitude corriqueira do dia a dia e não uma atitude esporádica, só em momentos de calamidade. A solidariedade implica uma atenção às necessidades do outro, significa cultivar a comunhão com outro ser humano. Atitude difícil numa sociedade hiperindividualista. Vale mais a preocupação comigo do que uma atenção ou uma dedicação de tempo ao outro.

Considerações finais

Este segundo texto buscou apresentar um complemento do que foi levantado no texto "O fora-de-si como raiz antropológica do mal-estar contemporâneo". Lá fizemos um diagnóstico dos tempos atuais. Agora, precisaríamos dar uma resposta, ou melhor, lançar uma luz diante de toda problemática analisada anteriormente. Assim, buscamos uma resposta para como enfrentar esse mal-estar da Sociedade do desempenho, da Sociedade da transparência e da Sociedade paliativa.

Se um dos grandes problemas do ponto de vista antropológico é o fechamento da interioridade e da intersubjetividade, isto, é a expulsão do outro do nosso horizonte de viver, temos que, para ajudar o ser humano a se encontrar nesse mundo tão difícil, apontar caminho para termos de volta à presença do outro na reorganização do viver.

No primeiro momento, retomamos algumas ideias do texto anterior, em que esboçamos um retrato do momento atual. A sociedade contemporânea nos leva a viver uma realidade do dia a dia que não nos ajuda em termos uma vida integrada, mas, pelo contrário, nos força a viver mais fora de nós mesmos do que explicitando as nossas próprias potencialidades. Dentro desse contexto social, o adoecimento se faz presente por meio de três síndromes: a dos ansiosos, dos deprimidos e dos compulsivos

Depois de esboçarmos algumas manifestações dessas síndromes, o passo seguinte foi perguntar: o que fazer diante de tamanha dificuldade? Ora, surge a busca de um enfrentamento da situação para reverter essa dinâmica social e existencial.

Assim, o segundo movimento foi esboçar um enfrentamento social, em que se buscou analisar algumas possíveis mudanças no seio da sociedade estruturada em cima de uma comunicação digital que se faz fora do diálogo e esvazia a comunicação entre as pessoas. Enfrentar a comunicação das redes sociais aparece como grande desafio para os tempos atuais.

Finalmente, o enfrentamento existencial, isto é, tocar o dedo na ferida, buscar recuperar as dimensões antropológicas mais eclipsadas, a interioridade e a intersubjetividade pelo modo de ser do ser humano hoje. Buscar trazer o outro para a dinâmica pessoal, torna-se a tarefa mais urgente. Por meio da conquista da introspecção, podemos recuperar a interioridade a intersubjetividade, dimensões apagadas nessa sociedade do início do século XXI.

Referências

Binswanger, L. (1973). *Grundformen und Erkentnis menschlichen Daseins*. Munique-Basileia: Ernest Reinhart Verlag.

Coelho Junior, A. G. (2018). *Autenticidade e corporeidade na obra de Edith Stein*. Tese de doutorado, Ribeirão Preto.

Costa, J. F. (n.d.). A capacidade de doar. *Folha de São Paulo*.

Han, B-C. (2015). *Sociedade do cansaço*. Petrópolis: Vozes.

Han, B-C. (2016). *A Sociedade da transparência*. Petrópolis: Vozes.

Han, B-C. (2018). *No exame. Perspectiva do digital*. Petrópolis: Vozes.

Han, B-C. (2021a). *Sociedade paliativa*. Petrópolis: Vozes.

Han, B-C. (2021b). *Favor fechar os olhos. Em busca de um outro tempo*. Petrópolis: Vozes.

Giovanetti, J. P. (2016). O processo de morrer e a religião na sociedade hipermoderna. *In* Paiva, G. et al. (Eds.). *Morte, Psicologia e religião*. São Paulo: Fonte Editorial, Edições Terceira Via.

Giovanetti, J. P. (2023). O fora-de-si como raiz antropológica do mal-estar contemporâneo. *In* Cardoso, C. L., Giovanetti, J. P., Evangelista, P. (Orgs.). *Sofrimento existencial e clínica psicológica fenomenológica* (15-40). Belo Horizonte: Editora Artesã.

Lipovestiky, G., & Charles, S. (2004). *Les temps Hypermodernes.* Paris: Bernard Grasset.

Rodrigues, J. T. (2006). *Terror, Medo, Pânico. Manifestações da angústia no contemporâneo.* Rio de Janeiro: Editora 7Letras.

Rodrigues, J. T. (2008). Compulsividade: marca de um tempo? *In* Feijó, A. M. (Org.). *Interpretações fenomenológicas existenciais para o sofrimento na atualidade.* Rio de Janeiro: Edições Ifen.

Rodrigues, J. T. (2020). *Angústia e Serenidade. A psicopatologia contemporânea em diálogo com Heidegger.* Rio de Janeiro: Via Verita.

Stein, E. (1998). *Estructura de la persona.* Madrid: Bac.

Winnicott, D. (2023). O relacionamento inicial entre a mãe e o seu bebê. *Família e desenvolvimento individual* (35-44). São Paulo: UBU.

2

Complexidade afetiva e amadurecimento existencial: a ambiguidade e o salto

Beto Machado

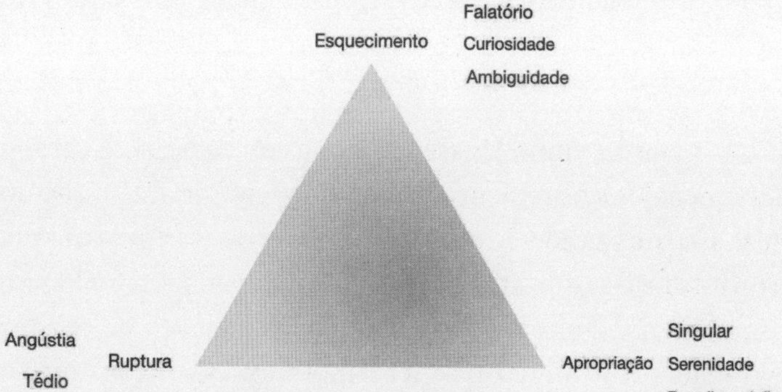

Fonte: Figura elaborada pelo autor

Trata-se, com certeza, de uma tarefa difícil avaliar qual a contribuição mais relevante do pensamento de Martin Heidegger para o campo da psicologia, mas, sem dúvidas, a recondução da afetividade a seu lugar de origem é uma delas. Durante séculos escamoteada do pensamento filosófico, ela vinha, até então, ocupando um lugar de segunda importância frente ao pensamento racional. Se René Descartes dá início à modernidade bradando pelo pensamento como o pilar fundamental do conhecimento, Heidegger aponta para seu acabamento ao restituir o lugar dos afetos na *abertura de mundo* (*Erschlossenheit*) do ser-aí. Cito Irene Borges-Duarte em "O afecto na Análise Existencial heideggeriana":

> O "âmbito dos afectos alcança [...], no pensamento de Heidegger, uma dimensão central. Não só se ultrapassa e vence o paradigma moderno da racionalidade, que só permitia ver o emotivo e passional como o que se lhe escapava e se lhe opunha, como, além disso, a afectividade, em íntima e originária articulação com o compreender, se converte numa das estruturas do ser na sua fenomenologia no mundo e linguagem humanos e, nessa medida, numa das características ontológicas do próprio ente, que como *Dasein*, 'leva o ser no seu ser'. (Borges-Duarte, 2016).

Com Edmund Husserl temos a constatação do campo fenomenológico como um campo imanente de autodação do real. Isso no sentido de que nada é, nem pode ser, antes de sua constituição. Aqui, atos de consciência noéticos, atualizam, sintetizam e complexificam campos correlatos, de caráter noemático. Lembrar atualiza a lembrança, pensar sintetiza o pensado, imaginar complexifica o imaginado. Para se referir a tal processo de atualização, síntese e complexificação do campo fenomenológico em sua autoconstituição, Husserl cunhou o termo *intencionalidade*.

Heidegger radicaliza as noções de consciência em fluxo, campo correlato e intencionalidade com o ser-no-mundo, implodindo qualquer resquício de subjetivismo e solipsismo. Aqui já não se trata da consciência e suas sínteses, mas, já de início, de ser a partir de um horizonte de sentidos e significados, compartilhado com os outros. Não estamos no mundo como um objeto está dentro de uma caixa, mas o habitamos, cuidamos de nós por meio de nos deixarmos determinar identitária e projetivamente pela sua significância.

Como podemos perceber, ao adentrarmos no pensamento heideggeriano, saímos de uma referência fenomenológica reflexiva e, por assim dizer, estática do modo de ser humano, rumo a uma fenomenologia existencial e hermenêutica. De início e na maioria das vezes, estamos em um mundo aberto para nós, imersos em seu campo compreensivo e afetivo, articulados pela significância e acolhidos por morada. Mas o que é a *abertura de mundo* e qual sua relevância para a restituição do lugar próprio da afetividade?

A primeira coisa que devemos saber para que possamos compreender o fenômeno da *abertura de mundo* é que ele sempre já se deu. Não no sentido de algo que aconteceu anteriormente em uma sequência temporal, mas como algo mais originário que a experiência existencial, que a principia e sustenta, como seu fundamento. Cotidianamente, não experimentamos as coisas ganhando ou perdendo seu sentido. Quando elas vêm ao encontro, já se encontram abertas como entes para nós. Ao entrar nessa sala, por exemplo, já percebo as cadeiras como cadeiras, a mesa como mesa. Já sei como me comportar aqui, apesar de nunca ter entrado nela antes. Isso acontece porque ela de início já foi aberta para mim como o ente sala de Congresso, a partir do que ele significa em nosso mundo.

A *abertura de mundo*, tal como descrita em *Ser e Tempo*, é constituída por três instâncias e um princípio articulador. Compreensão, afetividade e discurso são articulados pela interpretação sob o modo do ente que vem a meu encontro e me solicita, que me diz respeito.

A compreensão, a primeira das instâncias que compõem a *abertura de mundo*, é a abertura ontológica do ser-aí aos sentidos e significados do mundo. Por meio da compreensão o ente pode vir à luz enquanto tal, pode ganhar liberdade para ser. Uma tarefa que ela não pode realizar sozinha, pois depende intrinsecamente da afetividade e do discurso como instâncias cooriginárias.

A afetividade é o modo como eu estou, a cada vez, afinado com meu mundo. A partir de que tonalidade afetiva me encontro aberto. Aqui, a afetividade, compreendida como *Befindlichkeit*, ou seja, como um existencial da abertura de mundo, determina o modo como a compreensão vai abrir o ente da totalidade e como poderá se dar o corporar em sua gestualidade.

O discurso, compreendido como instância ontológica, incorpora a corporeidade na abertura de mundo. Mais originária que a linguagem compreendida como expressão verbal, o discurso refere-se ao caráter expressivo, gestual do corporar. Existir implica, necessariamente, ter-de-ser *esse* corpo, em suas possibilidades e limites, sempre situado historicamente. Um corporar que é em si gestual e expressivo. Citando o jargão da psicologia corporal: um corpo que fala. É a essa gestualidade originária do corporar a que Heidegger se refere com a expressão Discurso (*Rede*).

A interpretação, portanto, é a instância responsável por articular as três dimensões da *abertura de mundo* sob a forma daquilo que me vem ao encontro, solicitando-me desta ou daquela maneira a sua circunvisão. É na interpretação que nascem os desejos e os pensamentos. O percebido e o imaginado. É aqui que se forja a tessitura do real. É onde os pontos de luz que atingem a retina *podem ou não* se tornar coisas percebidas, as substâncias aromáticas que atingem minha corporeidade *podem ou não* se constituir em aromas, onde alguém *pode ou não* aparecer para mim como alguém, para citar alguns exemplos. Enfim, é de onde "nascem" os fenômenos como fenômenos.

Sempre perseguindo o tema de nossa apresentação, a proposta de uma fenomenologia do amadurecimento existencial, iremos agora nos dedicar em especial à afetividade a partir de uma descrição reconstrutiva de seus modos de ser.

A afetividade e seus modos

Heidegger ao longo de sua obra descreve três modos da afetividade em sua dimensão fundamental: os afetos de esquecimento ou fuga de si, os de ruptura ou indiferença com o mundo e os de aceitação e apropriação da condição humana. Mas, para que possamos compreendê-los devidamente, precisamos partir da reconstrução da diferença entre as noções tradicionais de sentimentos ou emoções e as tonalidades afetivas tal como descritas em *Ser e Tempo*.

Se acompanharmos a compreensão tradicional moderna (científico-natural) dos afetos, estes são vistos como heranças da evolução; nesse sentido, respostas corpóreas autônomas voltadas à autopreservação do indivíduo (no caso do medo) ou à preservação da espécie (referindo-se ao desejo sexual). Uma herança que teria se sofisticado em meio a experiência comunitária humana, passando a ser socialmente determinada. Do ponto de vista do acesso ao conhecimento, os afetos, usualmente, são considerados como contaminação ao pensamento, devendo ser minimizados ao máximo ou mesmo eliminados da investigação científica. Para Heidegger, porém, o problema em jogo é justamente o contrário. Ao abrir mão dos afetos, o pensamento perde seu lugar próprio, reduzindo-se à sua forma mais decaída e desterrada.

Termos como sentimento ou emoção, para Heidegger, carregam em si o preconceito subjetivista de forma tão profundamente arraigada que ele acaba por considerá-los demasiado derivados para evocar o sentido originário daquilo a que se referem. Assim, também ele o faz com o termo humano. Ao romper com essa noção e propor o ser-aí (*Dasein*), ele busca a libertação da compreensão do nosso modo de ser como marcado pela ideia do sujeito do livre arbítrio ou da vontade. Uma noção moderna que aponta para uma existência que seria autônoma em relação a um mundo que lhe apareceria como dado e encerrado em si.

As tonalidades afetivas (*Befindlichkeit*), diferentemente dos sentimentos ou emoções, são cooriginárias à compreensão na *abertura de mundo*. Isso quer dizer que a afetividade, em sua dimensão fundamental, compõe o modo mesmo como a realidade se estrutura e é percebida por nós. O que também implica que alterações na afetividade modifiquem o real.

Ao descrever as tonalidades afetivas em *Ser e Tempo*, Heidegger as separa, verticalmente, em dois grupos aos quais ele se refere como cotidianas e fundamentais. Para nós, como veremos, mais do que uma separação em categorias, interessa o eixo, as gradações, os mais diferentes matizes que podem se formar conforme uma afetividade verticaliza, subindo à cotidianidade ou descendo aos afetos fundamentais.

As tonalidades afetivas cotidianas podem apenas ser experimentadas quando nosso mundo está aberto a partir dos afetos fundamentais da apropriação ou do esquecimento. Mas são retraídas em sua possibilidade de ser, nos afetos fundamentais de ruptura ou indiferença, como veremos.

Os afetos, em sua dimensão cotidiana, são superficiais, no sentido de serem voláteis. São altamente influenciáveis, podendo ser estimulados quimicamente, retoricamente etc. Seja em um dia aberto, seja um dia soturno para nós, podemos experimentar a breve alegria de uma novidade boa, podemos nos divertir com uma piada ou experimentar leveza em meio a um passatempo. Mas essa variação dos afetos no âmbito superficial não rearticula, nem pode rearticular, a *abertura de mundo* em sua dimensão afetiva fundamental, uma vez que esta se dá em uma dimensão mais originária que experiência existencial.

Já a afetividade, em sua dimensão fundamental, abre o mundo e determina o âmbito de minhas possibilidades. Considerando as contribuições do pensamento do filósofo ao longo de toda sua obra, podemos, com rigor, propor uma leitura das afetividades fundamentais a partir de uma descrição triangular. Em umas das pontas, temos afetos do esquecimento de si, que abrem o impessoal em seu falatório, curiosidade e ambiguidade. Na segunda ponta, os afetos de ruptura ou retração (angústia e tédio foram os mais trabalhados) inviabilizam a imersão no mundo como horizonte de sentido. Na ponta final do triângulo, temos os afetos de apropriação, tão característicos do pensamento tardio de Heidegger, como a serenidade (*Gelassenheit*) e a boa disposição (*Heiterkeit*), mas também o singular, que já aparece em *Ser e Tempo*.

Se é em meio ao esquecimento de si que se dá a vida cotidiana, é também aqui que corremos o risco de nos perdermos de nós mesmos, a tal ponto que nos encontremos na situação em que apenas nos resta o agarrar-se desesperado nos hábitos sedimentados em um mundo que já pouco abre os sentidos em virtude dos quais nosso existir se sustenta.

Nos afetos de ruptura, o mundo aparece *como mundo*, em seu modo *fechado* de ser, como um horizonte de sentidos e significados que pode *ou não* se abrir para alguém e que se fechou. A nós, os entes dotados do caráter de ser-aí, permanece sempre a condição de abertura, mas agora abertura para um mundo que me é indiferente, que não mais pode me salvar, que me priva de minha tarefa existencial fundamental de cuidar de mim por meio de me deixar absorver por um todo conjuntural, articulado de sentidos e significados. As tonalidades afetivas fundamentais de ruptura não são em si patogênicas, mas a sensibilidade[1] desproporcional a essa dimensão da afetividade pode levar a transtornos existenciais, conforme nos aponta o trabalho da professora Alice Holzhey-Kunz.

Nos afetos de apropriação, o mundo também aparece *como mundo*, mas *aberto* para o ser-aí. Seja em meio a serenidade (*Gelassenheit*), em que se abre para nós a possibilidade de nos relacionamos com os entes do mundo contemporâneo sem nos deixarmos encantar com as promessas contidas neles de aliviar, ou mesmo dar conta, do fardo contido na lida de cada um com seu existir, seja na boa disposição (*Heiterkeit*), em que se abre para nós a possibilidade da relação autêntica com o mundo e com os outros e, ao mesmo tempo, apropriada de nossa condição enquanto tal, aqui podemos estar verdadeiramente disponíveis, como existentes, diante do que está em jogo.

É importante aqui salientar ao psicólogo apressado que não é possível "psicologizar" as tonalidades afetivas fundamentais, tentar, metodologicamente, conduzir alguém adormecido no esquecimento de si aos afetos de ruptura, levar o apropriado ao repouso do esquecimento ou mesmo livrar o rompido da agonia da indiferenciação. Essas são afetividades que compõem a *abertura de mundo*, não podem ser manobradas com vistas aos fins.

[1] André Sendra de Assis discute a necessidade da ampliação da noção de escuta particularmente aguçada à condição humana, tal como formulada por Alice Holzhey-Kunz. Ele propõe termo sensibilidade no lugar de escuta, com vistas a evitar uma ênfase no âmbito auditivo desse modo de ser.

Por fim, é preciso apontar que a intenção em propor um modelo triangular de afetividade fundamental não visa enfatizar os pontos extremos, já bastante desenvolvidos pela literatura da área, mas abrir o campo para a descrição das diversas matizes afetivas possíveis que podem ser compostas, tendo em vista as diversas posições internas da figura.

Complexidade afetiva

Em meio à experiência do impessoal, aberta a partir da tonalidade afetiva fundamental do esquecimento de si, estamos imersos no falatório, na curiosidade e na ambiguidade, mas isso não quer dizer que possamos aqui experimentar essa condição enquanto tal. Estamos mergulhados na ambiguidade, sem nos darmos conta disso. Em um momento, queremos algo, em outro, já não nos interessamos mais. Mas em meio ao interesse, o ente, cada vez mais interessante, aparece *apenas* como interessante. Passamos rapidamente para o próximo ente curioso antes que ele possa ganhar a mínima complexidade, a menor ambiguidade. No esquecimento de si, precisamos nos manter distraídos em meio à volatilidade dos afetos superficiais. Quanto mais próximos dessa ponta do triângulo, menos nos é possível experimentar os fenômenos em sua complexidade afetiva e mais vamos reduzindo nossa vida afetiva, ao que vamos chamar de *afetos simples*. Tais afetos têm como características serem unidirecionais, encurtados e "tamponadores" da existencialidade.

Conforme, porém, nos deslocamos no triângulo, o existir vai restituindo sua complexidade e os afetos recuperam sua ambiguidade. A esses afetos vamos chamar *afetos complexos*, que são caracterizados por serem multidirecionais, contraditórios, ambíguos e transparentes à existencialidade.

São ambíguos porque somos essencialmente indeterminados. Por sermos ser-aí, não trazemos conosco nenhuma determinação acerca de como experimentar nosso existir que não seja mundana. Ou seja, que não tenha sua origem no repertório da significância do mundo. É o meu mundo que me orienta em meus modos de ser. O que significa dizer que nada que eu escolha, necessariamente, precisaria ter sido escolhido por mim. Eu não nasci para ser psicólogo, por exemplo. Não preciso continuar exercendo essa profissão. Não sou psicólogo para além de quando estou sendo. Não sou nem antes, nem depois de estar sendo.

Eu salto em direção à psicologia a cada vez que sou psicólogo, um salto que é ambíguo. Porque eu não sou psicólogo. Salto em direção a um casamento a cada vez que sou casado, em direção a uma religião a cada vez que ela nomeia o sagrado. Mas, originariamente, não sou casado, nem religioso. Sou ser-aí.

Não tenho como prever as consequências de meus atos e minhas escolhas. Não há, no limite, como saber o que é melhor para mim. Salto em direção a uma possibilidade que me solicita. Seja qual for, me é ambígua, estando eu aberto para percebê-la como tal, ou não.

A noção de salto que aqui descrevo tem origem no pensamento de Kierkegaard, mais especificamente na noção de salto de fé, tal como descrita no livro *Temor e tremor* (1979).

Amadurecimento existencial e complexidade afetiva

Já estamos preparados agora para tratar da questão da posição existencialmente amadurecida. A tese que pretendo defender aqui hoje é a de que a complexidade afetiva apenas é possível na proximidade dos afetos de apropriação. Uma vez que somente na região afetiva iluminada por essa posição a existencialidade pode aparecer enquanto tal, o afastamento das afetividades da apropriação pode tanto ser em direção aos esquecimentos, quanto à ruptura.

Por outro lado, as posições demasiado próximas do extremo da apropriação são regiões de oneração, de sobrecarga. Não é apenas nos afetos de ruptura que a existência se abre como fardo, na apropriação também. Somente o esquecimento pode nos desonerar da existencialidade. Na apropriação, por mais que eu esteja sereno ou bem-disposto diante desse fardo, por mais que eu me sinta convocado a carregá-lo, ainda assim, é um fardo. Aqui ele aparece como meu fardo, mas, ainda assim, pode não ser fácil suportá-lo.

Gostaria de chamar a atenção, já em um tom conclusivo, para as posições mais centrais do triângulo. Por vezes, o pensamento heideggeriano parece um tanto dicotômico no que diz respeito à propriedade e à impessoalidade. Meu interesse aqui é justamente iluminar os afetos atravessados pelos três eixos do nosso triângulo, para as situações em que somos, ao mesmo tempo, solicitados por afetos de ruptura, esquecimento e apropriação. Para ilustrar como um exemplo, enquanto escrevia esse texto, estava num desses momentos. Queria me jogar na cama do hotel e me desresponsabilizar pelo término do trabalho, ao mesmo tempo que me sentia angustiado e solitário, questionando sobre quem eu estava sendo e o sentido que eu fazia. Sentia ainda uma convocação pelo tema que estava tratando, cada linha que avançava e que julgava que tinha sido bem escrita o suficiente para passar a mensagem que me esforçava em transmitir; sentia-me apropriado de mim e de meu caminho e convocado a perseguir meu tema.

Esquecimento, ruptura e apropriação não são afetos excludentes, mas matizes que compõem nossa afetividade.

Essa complexidade apenas é possível na região mais central do triângulo das afetividades fundamentais. Nas posições extremas, somos abertos mais radicalmente a partir de um dos extremos do triângulo.

Amadurecimento existencial e método clínico

A fenomenologia triangular dos afetos fundamentais ocupa um lugar central na discussão acerca do método clínico em psicoterapia. É a partir de sua compreensão que se abre para nós uma sensibilidade mais acurada da situação afetiva do encontro clínico, sua potência e seus limites.

Não podemos esperar de um encontro afinado no esquecimento que nosso paciente entre em contato com a ambiguidade em suas ações. Frente a um encontro afinado nos afetos de ruptura, não faz sentido outra coisa que não o acolhimento, aqui a situação é pré-analítica. No encontro afinado nos afetos de apropriação, por sua vez, a terapia praticamente ocorre por si só, pouco temos que intervir.

Mas a coisa ganha complexidade nos diferentes matizes que compõem a região interna do triângulo; aqui é mais importante do que nunca a sensibilidade para acompanharmos pacientemente as modulações na abertura afetiva em busca do tempo propício do dizer e do silenciar.

O tempo propício aqui deve ser compreendido como os momentos em que os sentidos que cotidianamente mobilizam os modos de ser do nosso paciente experimentam um enfraquecimento em seu poder prescritivo sobre ele, fruto de uma maior apropriação pelo paciente de sua própria existência.

Nesses momentos, o paciente está mobilizado por outro tipo de sentido, oriundo de sua condição enquanto mortal, ao contrário dos sentidos encurtados e simplificados que sustentam nosso existir na mediania cotidiana. Esse é o tempo propício para o dizer clínico.

Considerações finais

Recuperando um pouco de nossa trajetória de pensamento hoje, demos início ao desenvolvimento de nosso problema a partir da questão dos afetos em Heidegger. Nossa reflexão nos conduziu a uma compreensão triangular das tonalidades afetivas fundamentais: os afetos de ruptura, os de esquecimento e os de apropriação.

A partir do ponto extremo do esquecimento, definimos os afetos simples como unidirecionais, encurtados e "tamponadores". Ao descrever os afetos que são abertos para nós ao nos distanciarmos do ponto do esquecimento no triângulo, chegamos aos afetos complexos, descritos como multidirecionais, contraditórios e ambíguos.

A partir da discussão em torno da ambiguidade e do salto, pudemos concluir que é somente na proximidade do ponto da apropriação de si que a complexidade afetiva pode ser experimentada. Nos outros extremos, temos a simplificação por esquecimento ou por ruptura.

Tal percurso de pensamento nos permitiu definir o amadurecimento existencial como os modos de *abertura de mundo* do ser-aí, em que podemos experimentar a complexidade afetiva em jogo na lida autêntica com o que importa e na apropriação de si. Por oposição, a imaturidade é definida como uma abertura marcada pela simplificação afetiva em jogo tanto no esquecimento de si, em que simplesmente reproduzimos sentidos sedimentados e encurtados, sendo como se é no mundo que é o nosso, quanto na aproximação dos afetos de ruptura, marcados pela quebra da possibilidade de absorção do campo de sentido e, consequentemente, na impossibilidade radical de compartilhamento.

Concluímos acenando ao método clínico e apontado para a relevância de uma compreensão da situação afetiva do encontro clínico como modo de orientação para conduta clínica.

Referências

Borges-Duarte, I. (2016). O afecto na análise existencial heideggeriana. *In* Casanova, M. A., & Estrada, P. C. D. *Fenomenologia hoje V. Fenomenologia e filosofia prática. Atas do Congresso Luso-Brasileiro de Fenomenologia.* Rio de Janeiro: Via Verita. DOI: https://doi.org/10.4000/cultura.2603

Kierkegaard, S. (1979). *Temor e Tremor* (Coleção os Pensadores). (M. J. Marinho, trad.). São Paulo: Abril Cultural. (Original publicado em 1843).

3

"Por que não, afinal?": a liberdade e o irracional na Daseinsanalyse

Miles Groth

A meu ver, a Daseinsanalyse é o caminho a seguir para a psicoterapia. A decepção com o resultado de outras modalidades de psicoterapia e com o tratamento das chamadas "doenças da mente" pelos psiquiatras com os chamados psicotrópicos exigiu outra coisa, uma abordagem diferente do ser humano que, embora sofra da "vida", como todos nós, encontra mais desafios para fazê-lo. A abordagem que responde a isso, acredito, é a análise da existência — Daseinsanalyse.

Ao mesmo tempo, gostaria de enfatizar que a Daseinsanalyse ainda é um trabalho em andamento, uma abordagem que continua a refinar sua compreensão de como melhor trabalhar com indivíduos no *setting* terapêutico. Embora possamos identificar algumas de suas características como as conhecemos a partir do trabalho do fundador da *Daseinsanalyse terapêutica*, Medard Boss, e de seus colegas suíços um pouco mais jovens, Gion Condrau, em particular, devemos lembrar que, dadas suas origens na psicanálise e os seus primeiros laços com a psiquiatria e a medicina europeias, a Daseinsanalyse continuou a ser associada a essas tradições por muitos anos, e nelas ainda há ecos persistentes do modelo médico. Até hoje, por exemplo, o anuário internacional de Daseinsanalyse traz em seu subtítulo a palavra 'psicossomática', que é uma área de pesquisa e tratamento em medicina. Em certa medida, Boss permaneceu apegado ao seu papel de médico. Em seus últimos artigos, ainda que ocasionalmente, referia-se a seus analisandos como "pacientes" e empregava o uso da psicopatologia ao mesmo tempo em que negava o significado de termos como "neurótico" e "psicótico". Muita coisa mudou desde 1990, ano da morte de Boss, e devemos levar isso em conta quando olhamos para o desenvolvimento da Daseinsanalyse nos mais de trinta anos que se passaram desde então.

Ainda falta fazer uma declaração de independência completa do modelo médico. E isso está certo, já que tudo na Daseinsanalyse argumenta contra qualquer conexão com as ciências naturais, incluindo a medicina e a psiquiatria. Nos próximos anos, então, com o renascimento do interesse pela Daseinsanalyse, podemos esperar ouvir muito sobre o quão diferente é a análise do *Dasein* do que chamamos, em geral, de psicoterapia. Como Boss sabia, e repetia com frequência, não existe uma realidade inteligível conhecida como "psique"; lógica e literalmente, então, devemos perguntar: Como pode haver uma terapia para isso? As palavras são importantes.

Como diz o termo "Daseinsanalyse", em alto e bom tom, nossa abordagem é a análise da existência, cujo resultado é terapêutico para o analisando individual como um ser humano existente. Torna-se, então, correto dizer que a Daseinsanalyse é psicanálise sem a psique, e podemos dizer, com Boss, que "a Daseinsanalyse não quer ser nada mais do que uma psicanálise refinada". O refinamento consiste em abandonar a ficção da psique e a metapsicologia freudiana.

Devemos também ter em mente que a "análise" de que se fala não é uma decomposição em elementos que compõem um complexo mecanismo vivo (como foi para Freud), mas, sim, correspondendo ao sentido básico do *grego analuein*, um soltar as amarrações do que foi atado, como dizem os marinheiros. Para a Daseinsanalyse, a análise implica a libertação terapêutica, a soltura da existência. Sua noção central é liberdade.

Levará algum tempo para a psicologia clínica e a psiquiatria se acostumarem a ouvir a palavra "Daseinsanalyse" e a usarem fluentemente, assim como aconteceu com "logoterapia" e "Gestalt-terapia" anos atrás, mas não vejo razão para que, com o tempo, esse termo exótico não possa se tornar parte do uso cotidiano entre aqueles que respondem a essa vocação, *que é atender* ao outro — o significado de *terapeuein, atender a* —, o outro que pede nossa parceria em um contexto muito especial, uma parceria que é diferente de qualquer outra e um cenário que no mundo da psicologia clínica e da psicoterapia, em geral, também é único. Dito isso, podemos esperar uma curva de aprendizagem íngreme para os nossos colegas, mas não uma que não possa ser negociada. Vocês lembrarão que demorou um pouco, mas no início do século XX, após o surgimento da psicanálise, não demorou muito para que todos falassem facilmente sobre o inconsciente, libido, complexos, defesas etc. Uma vantagem da Daseinsanalyse é que, uma vez superada a própria palavra, como Boss muitas vezes apontou, não há uma teoria nova e complicada para aprender, nenhum vocabulário especializado para descrever o que acontece na análise da existência. Nosso desafio será convencer as pessoas a arriscarem um ponto de partida diferente para entrar na parceria terapêutica.

O tema que proponho discutir neste capítulo é a questão da liberdade ou da libertação terapêutica e do *irracional*, tal como é entendido a partir de uma perspectiva daseinsanalítica. Até onde eu sei, Boss é o único terapeuta que discutiu o irracional no trabalho terapêutico com tantos detalhes. Veremos que isso nos leva de volta à pergunta de Boss e ao porquê da pergunta "Por quê?" não tem lugar na Daseinsanalyse. O que Boss tem a dizer sobre a liberdade e o irracional na Daseinsanalyse é essencial — e *por que não, afinal*?

Nossos hábitos de pensamento sugerem imediatamente que, certamente, não deve haver lugar para nada irracional na terapia. Não seria o objetivo da terapia expulsar o irracional e eliminá-lo completamente? Em termos freudianos, isso foi expresso na célebre frase: "Onde isso era, eu devo ser" ("*Wo Es war, sol Ich werden*"), ou para usar os termos convencionais "Onde o Id estava, lá estará o Ego". O que estava no Inconsciente, fazendo com que formações estranhas tomassem forma como parapraxias, sonhos e sintomas, deveria ser restaurado com racionalidade lúcida para o entendimento lúcido, e interpretado em termos da "realidade consensual". Em formas de terapia como a terapia racional-emotiva comportamental (REBT), de Albert Ellis, e na terapia cognitivo-comportamental (TCC), é justamente o pensamento irracional que deve ser eliminado para que a ação futura seja mais razoável e sensata, para que o indivíduo se torne mais ajustado e mais produtivo.

Como veremos, considerar os elementos irracionais da terapia como Daseinsanalyse é condição *sine qua non* de sua prática. Para entender isso, permitam-me levar-nos de volta à primavera de 1977, quando Boss deu uma palestra no Instituto Daseinsanalítico de Psicoterapia e Psicossomática, em Zurique, palestra que, acredito, ainda não foi traduzida para o português. Intitulava-se "*Das Irrationale in der psychotherapeutischen Behandlung*" ("O irracional no tratamento psicoterapêutico"[1].

[1] O instituto estava em seu sexto ano como parte da Fundação Medard Boss. Aliás, foi mais ou menos um ano antes que tive meu único, breve, mas memorável encontro com Medard Boss, em Zurique, em junho de 1976, relatado no artigo "Medard Boss e Martin Heidegger: o analista

No que se segue, parafrasearei o que Boss disse, mas vou citá-lo muitas vezes textualmente, simplesmente porque ele disse as coisas de forma muito mais eloquente do que eu conseguiria. Diante de sua audiência, ele falou na maior parte sobre "psicoterapia", mas tinha em mente a Daseinsanalyse como algo que a superaria, como aquela abordagem na qual elementos do irracional comuns a toda terapia são mostrados em sua luz mais positiva em relação ao que talvez seja o tema central da Daseinsanalyse: a liberdade humana. Então, vamos agora escutar Boss, pensar junto com ele e ver o que podemos tirar de suas observações sobre a Daseinsanalyse, o irracional e a liberdade humana.

É claro, diz Boss, que a humanidade ocidental contemporânea se afastou do irracional, do que é sem razão. Diz-se daqueles que são rotulados de neuróticos, loucos ou mesmo meramente perturbados que são irracionais, e a psicoterapia moderna pretendia levar à restauração da razão. Afastar-se do irracional, no entanto, é ignorar os elementos essencialmente irracionais da própria terapia e da própria fonte de sua eficácia. Não surpreendentemente, somente a Daseinsanalyse levou o assunto a sério e descobriu que seu valor terapêutico estava, em grande parte, em levá-lo a sério.

Existem *quatro características da terapia que são irracionais* e que acabam por explicar sua eficácia como a análise de *Dasein*. Nós os esboçamos brevemente e depois os olhamos mais detidamente.

1) Em primeiro lugar, *ambos*, o analista e o analisando, decidiram iniciar o tratamento. O analisando não foi obrigado a encontrar com o analista, ele ou ela escolheu com qual

existencial" como um 'tipo de rixi ocidental', no livro *Por que não afinal? – Uma introdução à Daseinsanalyse.*

analista deseja trabalhar. Isso possibilita encaminhamentos, é claro, mas exclui os que foram obrigados a "fazer terapia" por um médico, pessoa jurídica, pai ou cônjuge. Também implica que o analista não foi designado ao analisando. (Isso levanta a questão se os menores de idade podem celebrar tal acordo por contrato verbal, mas não exclui a possibilidade de Daseinsanalyse com crianças.)

Mas consideremos a forma como a maioria das clínicas funciona. O "paciente" é atribuído ao "Dr. X". Se o paciente designado não gostar do analista, ele pode ser julgado como não cooperante. Para Boss, no entanto, isso deslegitima as coisas desde o início. Para que uma parceria seja estabelecida, *ambos*, o analista e o analisando, devem ter decidido desde o início que querem trabalhar um com o outro. Dito isso, entretanto, eles começam como estranhos um ao outro. Não há nada que garanta que a parceria vai "funcionar". Toda terapia, portanto, começa com a suposição irracional de que a parceria analista-analisando é a certa para ambos os parceiros. Mas isso permanece sempre incerto, desde o início e ao longo da análise.

2) Em segundo lugar, o analisando está "sob a pressão do sofrimento (*Leidensdruck*)" por "anteriormente ter sido incapaz de admitir possibilidades essenciais de conduzir-se em relação ao que lhe vem ao encontro, possibilidades essas que são condicionais para potencialmente constituir sua existência (*Existenz*)". No que se denomina repressão (*Verdrängung*), isso aparece no analisando como o ter-se acostumado a "compulsivamente desviar o olhar (*Wegsehen*) de certas áreas" do que está lhe vindo ao encontro. O "senso de autoestima e as considerações de moralidade" do analisando "foram os principais afetados na motivação de tal afastamento [...]". Os efeitos da educação primeira, especialmente aqueles relativos a "proibições e imperativos [ou

mandamentos] impostos" são centrais para isso. Quanto à sua característica que nos interessa: o sofrimento é irracional. Não se pode explicar, por exemplo, por que um indivíduo sofre por uma infância pobre e outro não. Além disso, o sofrimento em si não faz sentido. Ele só está lá.

3) A terceira característica irracional da Daseinsanalyse é descrita em detalhes por Boss da seguinte forma:

> "O único 'instrumento' terapêutico do daseinsanalista é a relação humana mútua entre ele e o analisando. Usando as coisas de seu mundo comum, o daseinsanalista molda esse ser-junto um com o outro em um mundo experimental (*Probewelt*) para seu analisando, um âmbito no qual a pessoa doente pode, sem sério perigo para si mesmo, ousar aceitar possibilidades de vida até então não realizadas como suas, para apropriar-se delas para seu 'ser um si mesmo', e atuá-las de forma cada vez mais livre e independente. A melhor maneira de o daseinsanalista conseguir isso é com a ajuda do simples método da assim chamada associação livre por seu analisando, a quem ele, por sua vez, responde com sincera boa vontade e atenção equiflutuante (*gleichschwebende Aufmerksamkeit*). A mais alta obrigação de ambos os lados é a verdade absoluta. É nessas condições que, graças à experiência continuamente repetida de uma atenção promotora de mutualidade por parte do analista, as deformações e obscurecimentos de ver [certas coisas, que foram] adquiridas na primeira infância e a correspondente má conduta (*Fehlverhalten*) por parte da analisando que lhes responde podem ser corrigidas e um existir (*Existieren*) livre, 'mais justo-à-realidade' torna-se possível de atuar todas as possibilidades daquela vida humana [particular]".

A *correção* que Boss tem em mente não é algo que o analista faz colocando o analisando "na linha", fornecendo-lhe instruções sobre como "se comportar melhor" adquirindo novos hábitos de comportamento e formas de pensar, como vemos, por exemplo, na TCC. A correção na Daseinsanalyse será sempre a autocorreção descoberta pelo próprio analisando e introduzida em sua vida.

Aqui, Boss enfatiza o papel do analista na proteção da *situação* e, portanto, de ambos os parceiros na análise, sabendo especialmente que o julgamento matizado do analisando pode estar às vezes, temporariamente, indisponível. Isso não significa, no entanto, que o "mundo experimental" esteja comprometido ou diluído. A ênfase está na promoção da mutualidade, no que é "humano, demasiado humano" (na expressão de Nietzsche) para *ambos*, o analista e o analisando, e *entre* eles. O pano de fundo disto é que "estamos todos juntos nisso!".

A referência ao que é "justo aos fenômenos" não trata do conhecido teste de realidade do ego na psicanálise, que tem sido tomado como um índice de se a pessoa é ou não mais ou menos "normal" ou psicótica ou sociopata. Para Boss, ser justo com os fenômenos significa permitir que as coisas se mostrem como são, suspendendo temporariamente os preconceitos sobre o que dizem que elas são ou deveriam ser. Essa é a paciência da abordagem fenomenológica que subjaz à Daseinsanalyse e que reverencia as *coisas*. Ser justo com os fenômenos, com as coisas, é "fazer-lhes justiça".

Mas, como vemos imediatamente, não há nada de racional na livre associação, e o "mundo experimental" é pouco razoável. Nesse mundo ou, como dizia Freud, no *playground* (*Tummelplatz*) da análise, vale tudo, e muitas vezes o que aparece nele é chocante. Além disso, como num jogo jogado por crianças, as regras são feitas à medida que o jogo avança. Não só o "mundo experimental" não é racional, como algumas das coisas que o analisando diz são muito estranhas, às vezes até assustadoras — ou seja, irracionais.

4) A quarta característica irracional da Daseinsanalyse tem a ver com o fato de que aquele que vai experimentá-la deve ser capaz de "mostrar uma vontade muito considerável de perseverar", mesmo diante de fortes reações emocionais, como ansiedade e vergonha, repulsa ou excitação em relação ao analista. Todas essas reações são, claro, irracionais, mas são ocorrências cotidianas na análise e devem ser de alguma forma contidas para que a análise continue, para que o analisando tenha a "vontade de perseverar" no trabalho. E, sim, essa vontade de perseverar também não é nada racional. Tem à sua origem a parte das razões para o fazer.

Até aqui temos um esboço das quatro características que atestam o papel desempenhado pela irracionalidade na Daseinsanalyse (e, como Boss deixa claro, em qualquer forma de psicoterapia). Agora vamos ouvir em detalhes como Boss os entende e por que eles são justamente o que faz a Daseinsanalyse "funcionar".

Quais são os motivos de cada parceiro que estão por trás de sua "livre determinação" de entrar na situação terapêutica? Aqui fica clara a relevância das discussões sobre causalidade. Nada causa uma pessoa a entrar em terapia, ou se isso acontecer — se alguém for forçado a começar esse trabalho — quase sempre está fadado ao fracasso. Isso não quer dizer que, às vezes, alguém que tenha sido obrigado a "fazer alguma terapia" não possa encontrar sua eficácia — se tiver tido a sorte de, por exemplo, de ser encaminhado a um daseinsanalista.

Em vez disso, a pessoa é *motivada* a começar. Lembrem-se de que uma causa (*Ursache*) só faz sentido em termos de uma relação entre dois *objetos* (incluindo as representações de objeto e de si mesmo da teoria das relações de objeto da psicanálise), tal como interpretada pela ciência natural. Por outro lado, uma motivação (*Motivation*) é um fenômeno exclusivamente humano. Não somos objetos sujeitos a causas, a menos que tenhamos sido reduzidos a objetos como a psique, o ego, a pessoa da psicologia acadêmica e da psiquiatria.

Referindo-se à discussão detalhada do tema em seu *Fundamentos Existenciais da Medicina e da Psicologia*, Boss (1979b) resume: "A causalidade apenas reflete uma sucessão temporal de eventos que não precisam ser considerados quanto ao seu significado para o ser humano". Tudo o que sabemos quando uma lei de causalidade for estabelecida é que, por exemplo, "B" sempre segue "A", onde "A" e "B" são entendidos como "o que é material", ou seja, "tangível" em algum sentido, que pode ser manuseado ou apreendido *física ou mentalmente.* Aqui, a palavra "apreender" abrange ambos os tipos de *materiais* — o corpóreo e o psíquico. É fácil perceber que estamos agora no estranho mundo de Descartes, que distinguira a matéria do tipo estendido de coisa (*res* extensa) e a *matéria* do tipo de coisa pensante (*res cogitans*).

Mas o pensamento causal "não pode contribuir em nada para a compreensão dos fenômenos da existência humana". Os objetos, sejam físicos ou mentais, são "sem vida", no sentido de que não refletem uma vida vivida (*Existenz*), uma vida humana entendida não como o funcionamento de um organismo (algo vivo ou "vivente"), mas como uma "história de vida humana". Os motivos pertencem a uma vida vivida; causas não. Para ser mais preciso: motivos têm um *sentido* (*Sinn*), fundam-se numa abertura a significados ou à significância (*Bedeutsamkeiten*) e qualidades (*Qualitäten*), e estão sujeitas à liberdade do indivíduo *de não fazer algo.* Em contraste, o animal é inteiramente movido por instintos, embora estes possam ser substituídos até certo ponto pelo treinamento. Os seres humanos também são treinados para controlar seus instintos — chamamos isso de educação ou criação dos filhos —, mas eles são sempre livres para escolher agir de outro modo que não como cresceram acreditando que devem agir. Eis o ponto: se uma pessoa não fosse livre para *não* fazer algo, a Daseinsanalyse ou qualquer forma de terapia não seria possível. Ninguém estaria motivado a buscar o desafio e a dificuldade da terapia. Mas quando alguém decide livremente *não* viver como antes, ele nos procura.

Estar motivado também é crucial para a Daseinsanalyse, pois implica que o analisando pode, pela primeira vez, decidir abrir-se a algo que lhe é dado e que ele encontra, mas que até agora optou por não olhar de volta e ver, como que devolvendo o olhar à coisa. Boss também falará deste evitar o olhar de algo "olhando-o no rosto" como o verdadeiro significado do que foi chamado de repressão. Falarei mais sobre isso daqui a pouco.

Em geral, dada essa liberdade de escolher *não* fazer algo, todas as ações humanas motivadas, portanto, "nunca são exatamente pré-calculáveis". E aqui está o ponto para a discussão do irracional na Daseinsanalyse: "Em sentido estrito [todas as ações humanas motivadas] também são sempre irracionais, mesmo e precisamente quando se trata da decisão de se submeter à Daseinsanalyse e da resolução, sempre a ser renovada, de perseverar nessa terapia".

Também ouvimos falar de sofrimento. O sofrimento como motivação para entrar na Daseinsanalyse é geralmente visto como a causa para fazê-lo. Mas, diante do que vimos, essa é uma interpretação equivocada. O constrangimento ou compulsão (*Zwang*) para procurar um analista "só é possível no âmbito da liberdade, ainda que como manifestação de sua privação mais extrema". Ainda assim, um "constrangimento, por mais irresistível que seja, nunca é uma causa no sentido racional". Até mais importante, talvez, não preciso dizer que "sem um resquício de liberdade incalculável e irracional [um analisando] não seria capaz de se submeter à psicoterapia". Aqui chegamos à conclusão mais marcante: a compulsão ou constrangimento para buscar a Daseinsanalyse é entendida como irracional porque a *própria liberdade é irracional*!

Chegamos ao cerne da questão quando Boss chama a atenção de terapeutas que veem limites para a liberdade humana por causa de seu compromisso com explicações causais da experiência e do comportamento. Esses profissionais afirmam que a possibilidade de livre escolha na terapia é exagerada e que os pacientes estão sob uma "ilusão meramente 'subjetiva'" quando afirmam ter tal liberdade. A questão, no entanto, é que "racionalidade calculável" e liberdade são "mutuamente excludentes". Não pode haver nenhum grau de liberdade onde a racionalidade calculável vigore. Em suma, "aqueles cujo pensamento é científico-natural nunca chegam sequer ao reino da liberdade humana, muito menos entram nessa dimensão (*Dimension*) completamente diferente. Assim, em princípio, eles mesmos sempre excluem qualquer discussão sobre a liberdade humana". Mas essa discussão é central para a Daseinsanalyse.

Uma vez que está relacionado com o que acabou de dizer, Boss retorna brevemente ao tema da repressão e ao que ela pode significar de uma perspectiva daseinsanalítica. Vemos o quão diferente isto é do relato psicanalítico. Um "contínuo não querer ver certas áreas de interesse especial" — o que chamamos de repressão (*Verdrängen*) — é um tipo de motivação, embora uma que seja presumivelmente prejudicial à pessoa. Mas, diz Boss, "ainda há um pouco de liberdade" em estar motivado de forma tão negativa. Assim, a liberdade "não está completamente ausente, mesmo quando, mais cedo na vida, esse tipo de relação com as coisas foi suprimido (*erpresst*) por educadores poderosos. [Não.] Um ser humano é livre para decidir entre ceder e resistir, mesmo em relação ao que é superpoderoso".

Além da questão da liberdade e a Daseinsanalyse, Boss se volta em seguida para as "associações livres" do analisando e a correspondente "atenção equiflutuante" (*gleichbleibende Aufmerksamkeit*) do analista. Entendido fenomenologicamente — isto é, no que diz respeito a como esses fenômenos realmente aparecem no *setting* terapêutico e não em termos da metapsicologia freudiana — "associar-se livremente" significa

> [...] manter aberto tanto quanto possível todo o seu existir, como aquele ser capaz de receber o que se está encontrando [tal como] o que é. Em tal estado, tudo o que quer reivindicar uma pessoa em um dado momento é capaz de ser concedido a ela. Mas, então, essa recepção acontece de tal maneira que o que lhe é concedido e o que se aproxima dele vem à luz, [vem] a aparecer e se apresentar, isto é, ser, na plenitude de sua significância e com toda a riqueza de suas conexões referenciais na área de claridade e visão perspicaz e globalmente expansiva como a que o ser humano em essência sempre existe. (Boss, 1979a).

É um mundo rico do ver, na medida em que o que aparece pode estar presente em uma variedade de modos, que vão desde "algo presente (*Gegenwärtigen*) imediata e sensualmente perceptível" até "uma *presença presentificada* (*Vergegenwärtigung*), algo lembrado (*Erinnerten*), algo fantasiado (*Phantasierten*), imaginado (*Immaginierten*) ou mesmo alguma coisa alucinada (*Halluzinierten*), [ou no modo] do que *neste momento* ainda está por vir (*gegwärtigten Zukünftigen*)". Na livre associação, temos a liberdade de trazer em série para o ambiente terapêutico os fenômenos mais diversos e não relacionados uns com os outros. Pode-se mudar abruptamente de curso ou registro. Por exemplo, o que foi apresentado como algo lembrado é seguido por algo fantasiado que parece ser outra memória, e assim por diante. A questão é que as sequências não são nada racionais.

Complementando à livre associação do analisando e *co-respondendo* a ela está a "atenção equiflutuante" do analista para o analisando. Essa complementaridade com o "manter-se aberto" do analisando é a capacidade do analista de ouvir (*Hörenkönnen*). Para Boss, a escuta daseinsanalítica é uma espécie de manter aberto do tipo que deve ser "ainda mais aberto e expansivo" do que a vida vivida (*Existenz*) do analisando e em *seu* manter-se aberto. Como diz Boss, "só assim a escuta do analista pode não apenas abraçar e compreender adequadamente os significados que já 'surgiram' ou 'ocorreram' ao analisando. Depois, também escutará (*vernehmen*) do analisando o que ele mesmo ainda está surdo e, portanto, deve permanecer não dito por ele".

Naturalmente, a pergunta sobre que parte disso pode ser atribuída à intuição vem à mente. Estamos falando de alguma habilidade mágica possuída apenas por alguns? Boss responde: "Fica uma questão, provavelmente sem resposta, quanto conteúdo semântico e contextos se tornam manifestos a tal 'escuta' com 'atenção equiflutuante' por parte do analista. 'Intuição (*Intuition*)' é provavelmente aquele tipo de compreensão (*Auffassung*) que consiste numa capacidade de escuta não racionalmente pensante (*rational bedachtem*), mas, sim, sugerida sensorialmente (*spurenhaft-sensoriellem*) talvez até extrassensorialmente". Vemos, assim, que também a escuta terapêutica tem uma qualidade irracional.

Não deve ser surpreendente que Boss tenha dedicado dois artigos à "magia da medicina psicossomática", mas podemos ficar surpresos ao ouvir falar de alusões à "percepção extrassensorial" ou a uma forma "sensorialmente sugerida" de absorver o que é ouvido, a menos que você se lembre da fala de Freud de uma "comunicação" direta entre o Inconsciente do psicanalista e o Inconsciente do psicanalisando — uma ideia que ele considerou seriamente. Este é um tópico de especial interesse para qualquer discussão sobre o irracional na Daseinsanalyse, mas o próprio Boss alude apenas a "sugestões" que são "sentidas", com referência a ambos os significados da palavra "*sentido*": o sentido (*Sinn*) ou a insinuação que se tem de algo e a "sensação" visceral ou sensual dessa insinuação.

Estamos em águas profundas e desconhecidas aqui e precisamos seguir em frente, mas observem o que Boss, então, disse ao seu público:

> O fato é que muitos terapeutas experientes reconhecerão frequentemente que têm a sua intuição a agradecer por suas melhores intervenções terapêuticas, por sua vez, ou seja, ao âmbito do irracional". Assim, "devemos admitir que ambos os atos e acontecimentos humanos terapeuticamente centrais, a livre associação e a escuta terapêutica, não têm absolutamente nada a ver com racionalidade calculadora. (Boss, 1979a).

Se encontramos a irracionalidade em tantos lugares do *setting* terapêutico, certamente nada poderia ser mais irracional do que os tons emocionais altamente carregados que aparecem no consultório. Abordaremos brevemente esse tema a seguir, mas antes lembremos da crítica de Boss à noção de transferência (e contratransferência), que afirma que a relação emocional entre analista e analisando não é real. Mas levar Freud a sério sobre isso é correr o risco de "efeitos terapêuticos devastadores", diz Boss. O "tom emocional" (*Tonung*) do ser-relacionado particular (*Bezogensein*) de um analisando com o analista" se perde quando o que acontece é explicado como resultado dos chamados afetos intrapsíquicos em jogo com outras representações desse tipo "nas" respectivas psiques do analisando e do analista.

Nada dessa fala sobre partes e pedaços de afetos faz sentido de qualquer modo, uma vez que

> [...] pode ser imediatamente visto por qualquer pessoa, a qualquer momento, que, para todos os seres humanos, a existência humana é um todo primordial, indivisível, que sempre consiste em um ser-no-mundo primário. Isso é tal que, em todo momento que o *Dasein* humano se encontra já colocado (*eingeräumt*) em qualquer relação com o que o encontra, seja relacionado intimamente (*naheliegenden*) ou distantemente (*fernstehenden*), os significados já apareceram à luz de uma capacidade original de receber. Além disso, como tal ser-relacionado primário, a existência humana ela mesma está sempre já afinada (*gestimmt*) de uma forma ou de outra de acordo com os significados que a promovem ou inibem, que lhe são concedidos pelo que em cada caso a encontra. (Boss, 1979a).

O tom do ser-relacionado de analista e analisando — seu estar junto (*Mitsein*) — não é algo importado do passado, nem algo recuperado do Inconsciente de qualquer um dos parceiros na relação terapêutica. Isso é, novamente, não ignorar o fato de que um indivíduo pode ser "tão moldado [e] marcado por um mundo social desfavorável à primeira infância (*Mitwelt*) que suas possibilidades perceptivas e comportamentais permanecem presas em um nível infantil". Isso pode resultar, por exemplo, no fato de o analisando "só ser capaz de acolher seus semelhantes de uma forma que diminua todos seus aspectos, menos os maliciosos e odiosos". A questão é que o analisando vê *todos* dessa maneira, não apenas o analista, ou melhor, não vê os outros *a não ser como* tingidos com essa tonalidade, ou, digamos, com o verde da inveja, ou o vermelho raivoso do ódio, ou impregnados de "blues" [tristeza], como dizemos.

Portanto, se fôssemos falar de transferência, teríamos que dizer que o filtro, a tonalização ou a afinação é uma questão de transferência para todos na vida da pessoa, facilitando assim o sentido técnico da noção que Freud lhe deu. E assim, como no exemplo de Boss, nos casos em que o analista é visto como uma figura exagerada, poderosa e até raivosa, embora ele tenha "atingido a idade de um, [o analisando] só consegue confundir seu analista exclusivamente com uma figura de autoridade maliciosa". A questão é que, em contraste com a avaliação de Freud em termos de quantidades mensuráveis de libido, o que implicaria que pudéssemos determinar quanto ódio emerge na transferência e quanto ódio foi removido ao final da análise — que é, de fato, uma abordagem *racional* da experiência e do comportamento —, da perspectiva daseinsanalítica de Boss, tais sentimentos são "muito menos racionalmente calculáveis" do que se poderia esperar. Não, a relação entre analista e analisando é real, não é um espetáculo de sombras, não é uma repetição de uma relação anterior na qual o analista ganhou um papel. E como todos os relacionamentos reais, não é um assunto racional.

Com isso, revela-se ainda mais uma dimensão da irracionalidade na Daseinsanalyse. As alegações por parte de terapeutas de serem capazes de adotar uma abordagem racional de seu trabalho são ilusórias e todo terapeuta "deve, portanto, admitir honestamente que sua vocação (*Beruf*) é tão irracional quanto poucas outras são". As características essenciais da terapia "são incalculáveis no sentido mais amplo e são dados 'não-causais' (*'a-kausal' Gegebenheiten*) porque a liberdade humana participa dela em todos os momentos" e (para repetir mais uma vez) a liberdade, como aprendemos, é, ela mesma, irracional.

Quanto aos assim chamados afetos inconscientes que aparecem na atmosfera altamente carregada do consultório do analista, tais entidades abstratas caem fora do vocabulário da Daseinsanalyse. Os desejos e anseios (*Begierden*) são reais. Isso significa que "precisamente diante de todos os fenômenos de seu ser-relacionado com o analista, o analisando tem que convocar todos os seus poderes para decidir, com liberdade sempre renovada, renunciar (*verzichten*) à satisfação os desejos e anseios que lhes pertencem em favor de maior liberdade e em favor de uma narrativa com um futuro promissor". Como resultado da escolha de maior liberdade, o sucesso ou não de conter sentimentos poderosos depende de fatores que não são racionais, não são razoáveis. Trata-se de escolher a liberdade em vez de não o fazer e, lembramos, escolher está fundado na liberdade e, sim, para dizer uma última vez... a liberdade é, em si mesma, irracional.

Pede-se muito a um analisando quando se lhe pede que se comprometa com a Daseinsanalyse, mas o que é diferente aqui é que esse compromisso é entendido como algo irracional. Assim, nenhuma exortação advém do analista e nenhum apelo à razão é dirigido a ele. Podemos dizer isso com muita clareza: o objetivo da Daseinsanalyse, a liberdade, é algo irracional e, paradoxalmente, o analisando tem que decidir a favor de e se comprometer com algo irracional! Por que não, afinal?

Referências

Boss, M. (1979a). Das Irrationale in der psychotherapeutischen Behandlung. *In Transzendenz, Imagination und Kreativität. Die Psychologie des 20. Jahrhunderts*. v. 15, 687-696. Zürich: Kindler.

Boss, M. (1979b). *Existential foundations of medicine and psychology*. New York: Jason Aronson, Publishing Co.

4

A corporeidade na psicoterapia contemporânea: contribuições da psicoterapia orientada à focalização

Guilherme Wykrota Tostes

Vivemos numa era de constantes estímulos, de hipersensorialidades e conexões humanas cada vez mais superficiais, em que o silêncio, os detalhes da vida do dia a dia, a profundidade do que se passa efetivamente com o outro, e até com nós mesmos, muitas vezes são eclipsados pelos ruídos incessantes de uma vida acelerada, uma vida mental cada vez mais em busca de controle e menos aberta a olhar para a novidade que se revela tanto fora quanto na própria interioridade. Talvez um sintoma de nosso tempo seja realmente esse enlouquecimento de nossa mente que a tudo quer "controlar", uma mente frágil, incapaz de conseguir se abrir para a alteridade e para a própria pessoalidade. Neste mundo acelerado, em que as distrações são infinitas e a pressão para se manter perpetuamente eficiente e produtivo nunca cessa, tornaram-se raros o silêncio, a capacidade de parar e o interesse por escutar.

Nesse contexto, a "Focalização", ou a "Abordagem Orientada à Focalização", surge como um recurso precioso, lembrando-nos de que nossa tresloucada mente, sedenta de hiperestímulos, tem a capacidade de fazer uma rotação em sua posição, saindo do lugar de exímia controladora e voltando para seu lugar de aprendiz sobre a vida que se revela tanto na exterioridade quanto na própria interioridade.

Dentre as grandes contribuições da Focalização, considero que uma das maiores seja, talvez, decorrente de sua herança fenomeológica, sua capacidade de oferecer recursos sólidos para auxiliar a pessoa a parar de "se dizer" e passar a "se escutar", numa dimensão da pessoalidade por vezes desconsiderada; um nível de escuta que gera uma experiência de presença interna que, a partir de minha experiência clínica (17 anos de consultório e 13 anos de atuação em hospital psiquiátrico), vejo apresentar significativa contribuição no tratamento de sofrimentos que têm por característica a experiência de despersonalização e desrealização, encontrada, por exemplo, em sofrimentos como a bipolaridade ou o *borderline*.

A Abordagem Orientada à Focalização, apresentada por Eugene Gendlin ao mundo, transcende a mera articulação verbal para abraçar as sutis e, muitas vezes, complexas sensações que se revelam na corporeidade. Essa abordagem terapêutica foi desenvolvida por Gendlin a partir de suas vivências no grupo de pesquisa de Carl Rogers e é fundamentada na premissa de que o acesso direto à experiência vivida, sentida no corpo — o senso sentido (*felt sense*) —, é essencial para uma compreensão mais completa de si mesmo e para a realização de mudanças significativas e duradouras no processo de desenvolvimento da personalidade.

A Focalização não apenas nos desafia a reconhecer e valorizar nossas impressões sentidas no corpo, que fazem parte de nosso cotidiano e que, muitas vezes, ignoramos, mas também nos oferece ferramentas para cultivar uma relação mais íntima e atenta com essas vivências tão desconsideradas pela maioria de nós. Em uma época em que "estar presente" se tornou um desafio quase revolucionário, essa abordagem oferece um caminho para recuperar um tipo de conexão perdida com nós mesmos, possibilitando uma vida não apenas vivida em termos racionais, mas profundamente sentida.

Ao praticar a Focalização como uma introspecção, aprendemos a silenciar o ruído externo e interno, permitindo que um tipo de consciência mais rica e detalhada de nossa pessoalidade venha à tona. Essa abordagem ganha especial importância na atualidade, em que frequentemente o corpo é tomado apenas como um veículo receptáculo das hipersensorialidades. Hoje, a vida é tomada como se fosse um conjunto de eventos desconectados que acontece para nós, em vez de experiências que, verdadeiramente, vivemos e que moldam quem somos.

A Abordagem Orientada à Focalização não é apenas um método de tratamento; é um convite para revermos a forma como nos conectamos à própria vida, de uma forma mais plena, autenticamente engajada. Essa abordagem, enraizada nas teorias e práticas da terapia centrada na pessoa de Carl Rogers, assim como no existencialismo e na fenomenologia, é um convite para que o terapeuta e o cliente, juntos, façam uma jornada para dentro do processo vivido, numa atitude de abertura, visando escutar a novidade que se revela. Essa novidade diz de uma complexidade de elementos vividos, muitos dos quais em nível pré-reflexivo, que se manifestam no corpo, inclusive, a partir de uma sensação unitária dessa complexidade implícita denominada senso sentido (*felt sense*).

Este capítulo tem por objetivo apresentar as bases da Abordagem Orientada à Focalização e da Psicoterapia Orientada à Focalização, localizando o âmbito de atuação de cada uma delas.

Primórdios da Focalização

A origem da Focalização, segundo Eugene Gendlin, pode ser rastreada até os momentos críticos de sua infância durante a fuga de sua família da Áustria sob o domínio nazista, no decorrer da Segunda Guerra Mundial. Durante essa fuga, seu pai, em determinado momento, optou por confiar em suas sensações implícitas, e não na lógica racional. Essas impressões fizeram com que ele não conduzisse sua família pelo caminho indicado por um senhor como rota de fuga da Alemanha. Essa intuição, que, segundo Gendlin, seu pai utilizava frequentemente, salvou sua família de um destino potencialmente trágico. Esse evento seminal na vida de Gendlin destaca a importância das sensações, impressões sentidas no corpo, mesmo quando elas desafiam a lógica ou o entendimento racional.

Para Gendlin, esses momentos foram os primeiros vislumbres que o provocaram a trilhar suas pesquisas, as quais o conduziram para constituir, posteriormente, à Focalização. Gendlin, um filósofo de formação, estava interessado em como os significados são criados a partir da experiência vivida. Antes de se juntar ao grupo de Carl Rogers, em Chicago, Gendlin havia explorado a fenomenologia de Husserl e, posteriormente, a filosofia existencial de Heidegger. Essas influências filosóficas o ajudaram a desenvolver uma compreensão de como o sofrimento e as questões psicológicas são integrados e inseparáveis do mundo, e não são meros fenômenos intrapsíquicos.

No campo psicoterapêutico, a origem da Focalização pode ser traçada até um grupo de pesquisa da Universidade de Chicago, em que Carl Rogers se encontrava como pesquisador-chefe, do qual Gendlin fazia parte. A integração entre a fenomenologia, o existencialismo e a Terapia

Centrada no Cliente proporcionaram a base teórica para Gendlin desenvolver a Focalização como um recurso que valoriza a experiência pré-conceitual.

A Focalização toma como eixo os princípios da Terapia Centrada no Cliente. Esses princípios, formulados por Rogers, são de significativa importância para iluminar elementos significativos da relação terapêutica, mas é digno de nota que eles têm uma simplicidade que pode ser confundida com uma falta de profundidade, e, infelizmente, acaba sendo possível tomar essa importante abordagem como desprovida de sofisticação teórica. Existe dentro da Terapia Centrada no Cliente um corpo desenvolvido de teoria, no entanto, pode-se considerar que é a partir das importantes pesquisas em Wisconsin e da contribuição de Gendlin, com sua teoria da experiência, que essa abordagem conquista um passo muito importante na prática clínica, passando a valorizar mais a interação cliente-terapeuta, sendo capaz de atingir outro nível de entendimento do conceito de "centrado na pessoa" (Purton, 2004). A contribuição de Gendlin para a Abordagem Centrada na Pessoa permitiu um aprofundamento e uma especificação do processo pelo qual essa conexão com a experiência interna poderia ser facilitada e ampliada. Quando discutimos o "projeto Wisconsin", é importante reconhecer que ele se destacou como um dos empreendimentos mais significativos no âmbito da experimentação de teorias em psicoterapia. Com a participação de mais de cem pesquisadores, conselheiros e assistentes, sua realização demandou cinco anos (1958-63) e, aproximadamente, meio milhão de dólares nos valores da época (Kirschenbaum, 1979). Embora Rogers tenha mantido uma supervisão geral do projeto, delegou sua direção a Gendlin.

Quando Eugene Gendlin se deparou com a Terapia Centrada no Cliente, de Rogers, no Centro de Aconselhamento

Psicológico da Universidade de Chicago, ficou particularmente tocado pela maneira como a equipe trabalhava na fronteira tênue entre a vivência imediata e a articulação reflexiva dessa experiência. Os pesquisadores ali focavam em capturar os momentos em que os clientes lutavam para encontrar as palavras que verdadeiramente ressoavam suas experiências internas (Purton, 2004). Gendlin observou que, ao encontrarem a expressão correta, os clientes frequentemente experimentavam uma espécie de alívio físico e emocional — o que Rogers (1987) descreveu como "momentos de movimento", e Gendlin (1964), mais tarde, denominaria de "mudança sentida" ou "passo de mudança".

Esses momentos de mudança não eram meramente cognitivos nem emocionais, eles tinham uma dimensão corporal significativa. Gendlin (1964) percebeu que, ao ocorrer um avanço no processo terapêutico, era comum que se manifestasse também um alívio corporal perceptível, como um suspiro de alívio, o cair de uma lágrima ou um relaxamento da tensão muscular. Esse fenômeno indicava uma liberação de energia emocional represada, um sinal claro de que uma mudança corporal havia ocorrido. Baseado em sua observação empírica e na participação nos estudos do grupo de Rogers, Gendlin (1964) desenvolveu a convicção de que o cerne do sucesso terapêutico em qualquer abordagem residia na capacidade do cliente de se conectar e se relacionar efetivamente com sua própria experiência interna sentida corporalmente.

Ele argumentava que essa conexão não era exclusiva da Terapia Centrada no Cliente, mas era um fator crucial em todas as formas de terapia que demonstraram eficácia. Ao introduzir a noção de senso sentido (*felt sense*), ele ofereceu um esquema que permitia que clientes e terapeutas trabalhassem com elementos da experiência humana que eram frequentemente mais difíceis de acessar por meio da linguagem convencional. Essa abordagem não só ampliou as capacidades da terapia centradas na pessoa, mas também proporcionou uma metodologia mais refinada e sensível para facilitar a mudança terapêutica autêntica e duradoura.

Um passo significativo da prática da Terapia Centrada no Cliente, sob a influência de Carl Rogers, começou a ocorrer nos anos de 1960, particularmente, durante o Projeto Wisconsin, com pacientes esquizofrênicos. Esse período foi marcante, pois provocou uma mudança de ênfase na reflexão não diretiva para uma ênfase maior na qualidade da interação envolvendo terapeuta e cliente. As condições essenciais, antes vistas principalmente como atitudes do terapeuta, começaram a ser compreendidas como elementos fundamentais do relacionamento terapêutico. Gendlin, observando esse cenário, reconheceu que a vida humana é incessantemente um processo de interação que envolve a experiência sentida e os fatores externos que nos afetam. Assim, a terapia se torna um espaço em que essa interação pode ser explorada e compreendida, possibilitando mudanças na experiência do cliente.

Kirtner e Cartwright (1958), membros do grupo de Rogers, apresentaram resultados empíricos que causaram muito incômodo entre os componentes da equipe do grupo de pesquisa. A pesquisa mostrou que, muitas vezes, é possível antecipar o sucesso ou fracasso de um cliente na terapia desde as primeiras sessões com base em como ele fala sobre suas próprias experiências, isto é, como interage com elas. Essa descoberta foi inicialmente recebida com resistência, porém, levou Gendlin a aprofundar o entendimento desses achados. Gendlin, juntamente com Richard Jenney e John Shlien (1960), conduziram um estudo que questionou a noção convencional de que a qualidade da relação terapeuta-

-cliente era o fator determinante para os resultados terapêuticos positivos. Eles descobriram que o elemento crucial não era a atenção focada na relação em si, mas sim se o cliente estava efetivamente engajado com sua própria experiência no momento presente.

Em outras palavras, não era suficiente que o cliente discutisse racionalmente os eventos de sua vida; era crucial que ele explorasse como esses eventos o afetavam emocional e corporeamente. Essa nova compreensão destacou a importância de os clientes não apenas falarem sobre suas experiências, mas realmente se conectarem com elas, sentindo-as no próprio corpo. Por meio desses estudos, eles observaram que os clientes que conseguiam acessar uma forma de experiência sentida implicitamente no corpo apresentavam significativamente mais melhorias. Essa observação foi crucial, pois contrastava com a crença comum de que a mera verbalização de sentimentos e problemas era suficiente para promover a mudança terapêutica.

É possível que essa crença seja decorrente dos primórdios da própria psicologia, que tinha como referência a "cura pela palavra". Vamos rememorar: Anna O., pseudônimo de Bertha Pappenheim, uma paciente de Josef Breuer, teve sua história detalhadamente descrita pelo próprio Breuer e seu colega, Sigmund Freud, no livro *Estudos sobre a Histeria*, publicado em 1895. O caso de Anna O. é frequentemente citado como o ponto de partida para o desenvolvimento da psicanálise. Bertha apresentava uma série de sintomas físicos e psicológicos complexos, os quais incluíam paralisias parciais, distúrbios de visão e uma grave perturbação da fala. Uma das abordagens terapêuticas que Breuer utilizou foi o que Anna chamou de "cura pela fala", na qual ela descrevia suas experiências e emoções, o que eventualmente levava a uma diminuição de seus sintomas (Early *et al.*, 2014).

A partir do que vimos até aqui pelos estudos de Rogers e Gendlin, se voltarmos a olhar para essa situação, a "cura" não se dá efetivamente pela verbalização, mas sim pelo processo do fazer contato com vivências que, até então, estavam implícitas e reprimidas. Sob esse olhar, a cura se daria pela escuta desses processos, até aquele momento, não acessados. Por exemplo, se a fala do cliente no contexto da psicoterapia disser algo que não seja sentido implicitamente, isto é, se for uma fala vazia de experiência, essa fala não promoverá mudança significativa na personalidade.

Essa "experiência sentida", que se revela de forma implícita, apresenta-se numa "zona limítrofe", espaço em que o "material inconsciente" e os elementos menos tangíveis da experiência encontram "o consciente". Frequentemente, imagens estranhas ou memórias reprimidas emergem espontaneamente, sugerindo que cruzaram essa fronteira nebulosa. Porém, mesmo quando esse conteúdo emerge, raramente revela os limites ou indica o que pode existir além. Isso levanta uma questão crucial: como localizamos e exploramos esses limites para desencadear um processo de transformação significativo na experiência presente de uma pessoa?

Em um mundo ideal, para Gendlin (2024), todo método de psicoterapia operaria eficazmente nessa fronteira, mas a realidade é que nem todos os clientes conseguem acessar ou trabalhar nesse limiar de maneira intuitiva. Conforme vimos, pesquisas indicam que os clientes que conseguem se engajar nessa zona limítrofe tendem a obter melhores resultados terapêuticos. Entretanto, isso também sugere que a psicoterapia poderia falhar com aqueles que não têm essa capacidade intrínseca de focar em uma fronteira, inicialmente, imperceptível.

Diante dessa realidade, Gendlin e seus colegas perceberam a necessidade de criar um método que auxiliasse clientes que naturalmente encontravam dificuldades em acessar seu processo experiencial. Foi nesse contexto que o recurso "Focalização" foi desenvolvido como um meio de ajudar os clientes a encontrarem uma nova forma de interação interna com suas sensações, facilitando uma conexão mais profunda e engajada com suas próprias experiências — algo que clientes bem-sucedidos na psicoterapia já realizavam intuitivamente. Seu objetivo era que esse método pudesse ser ensinado a um amplo espectro de pessoas dentro e fora do contexto terapêutico.

Esse método de Gendlin (2024) orienta os aprendizes a seguir passos delineados, mas também a estar atentos e parar se algo não flui bem. Esse método reconhece que, enquanto as instruções podem ser úteis, elas nunca são suficientes para capturar completamente a experiência concreta de um indivíduo. Para ele, a verdadeira aprendizagem ocorre tanto seguindo as instruções quanto reconhecendo quando elas falham em ressoar a experiência interna. A ideia de Gendlin é que a Focalização pudesse funcionar como um "apoio", uma espécie de "corda" que auxilia pessoas a penetrar com maior segurança num mundo desconhecido. Contudo, depois que elas aprendem a se mover nesse mundo, essa corda e esse apoio perdem seu sentido e são abandonados.

Para Gendlin (1964), o coração da mudança de personalidade não reside na interpretação do terapeuta nem na racionalização do cliente, mas na capacidade deste último de entrar em contato com essas sensações corporais que carregam significados ainda não acessados nem formulados. Quando um cliente aprende a ouvir essa linguagem menos articulada do corpo, ele abre novos caminhos para o entendimento e a transformação pessoal.

Então, se os clientes não estiverem seguindo um caminho autêntico, mas sim regras impostas por outros, ou seguindo conceitos teóricos distantes de suas vivências reais, como orientá-los a se reconectar com a autenticidade de suas próprias experiências? A resposta que Gendlin encontrou foi encorajar os clientes a, realmente, "ouvir a si mesmos", a prestar atenção no que sentiam em relação a suas vivências, a prestar atenção no fluxo da experiência que surge no corpo, denominado "senso sentido" (*felt sense*). O senso sentido é uma percepção global e integrada relacionada a uma situação específica da vida do indivíduo. Difere de emoções simples ou pensamentos isolados, pois engloba uma sensação mais, abrangente que se manifesta corporalmente. Esse conceito tornou-se um dos aspectos mais inovadores e, ao mesmo tempo, menos compreendidos do trabalho de Gendlin.

O que distingue a Focalização de outras técnicas psicoterapêuticas é sua ênfase no "senso sentido", numa forma de perceber aquilo que não se limita ao intelecto nem às emoções manifestas, mas que envolve uma consciência corporal de uma complexidade que compreende situações e problemas de vida. É uma atenção plena ao corpo, que revela nuances e detalhes que a mente consciente pode, inicialmente, não perceber. Assim, o ensino da Focalização requer uma abertura para deixar de lado certos preconceitos e maneiras de as abordagens mais convencionais psicológicas lidarem com sentimentos e problemas. Gendlin encoraja todos a ultrapassar a leitura simples e permitir que as experiências reais surjam e guiem o processo.

Para Eugene Gendlin (1968), o conceito de "experiência" é fundamentalmente um processo de significado, que é sentido de maneira direta e imediata. Contrariamente à noção simplista de que experiência pode ser equacionada unicamente com um sentimento interno, Gendlin enfatiza que ela é, na realidade, uma complexa interação envolvendo sensações e significados. Essa visão de Gendlin expande a compreensão de que, para acessar verdadeiramente os significados das coisas que dizemos e pensamos, devemos nos conectar com nossa "sensação" do significado. Sem esse enraizamento na experiência sentida, as palavras correm o risco de se tornarem não mais que ruídos, mas sim meras sombras de significados reais que falham em transmitir o essencial de nosso processo vivido.

Em outro cenário descrito por Gendlin, uma pessoa pode sentir que está esquecendo algo, mas não consegue identificar o quê. A tentativa de recuperar esse pensamento perdido requer uma concentração intensa para que o significado possa ser formado e trazido à consciência. Esse tipo de "focalização" interna é precisamente o que os clientes bem-sucedidos na pesquisa de Gendlin estavam praticando. Eles não se limitavam a relatar experiências; eles se referiam diretamente à sua experiência sentida para articular quem eram e o que sentiam. Assim, Gendlin propõe uma abordagem terapêutica que valoriza profundamente a experiência direta e pessoal.

Ao ensinar os clientes a se referir às suas experiências sentidas, ele os capacita a desenterrar camadas de significado que, de outra forma, permaneceriam ocultas ou obscuras. Isso não apenas enriquece a comunicação, mas também aprofunda a jornada de autoconhecimento e tratamento. Essa habilidade de se conectar com a experiência sentida se torna um instrumento crucial na transformação pessoal, permitindo que os indivíduos acessem uma compreensão mais rica e integrada de si mesmos e de suas interações com o mundo.

A Psicoterapia Orientada à Focalização

Para abordarmos a Psicoterapia Orientada à Focalização, é oportuno revisitarmos a origem dessa nomenclatura.

Talvez a influência das traduções do espanhol, no Brasil, tenha popularizado a designação "psicologia experiencial". Marion N. Hendricks-Gendlin (2014), esposa e colaboradora de Gendlin, narrou algumas vezes a história desse termo. Durante o lançamento da primeira edição do livro, no verão de 1996, houve um debate acalorado sobre a nomenclatura adequada. Algumas pessoas sugeriam "Terapia de Focalização", outras preferiam "Psicoterapia Experiencial", enquanto outros defendiam "Psicoterapia Orientada à Focalização", e ainda havia quem propusesse "Psicoterapia com Foco na Experiência".

Os proponentes de "Psicoterapia Experiencial" acreditavam que esse nome abrangia uma finalidade mais extensa dentro da psicologia. No entanto, Alvin R. Mahrer já estava utilizando "experiencial" em vários de seus livros desde 1978, e, naquele período, publicava *O guia completo de Psicologia Experiencial*, o que impedia a adoção de "Psicoterapia Experiencial". Posteriormente, Mahrer reconheceu a influência de Gendlin em sua obra, chegando a escrever uma carta na qual destacava que o trabalho de Gendlin com a experiência era muito mais profundo do que o seu.

Mesmo assim, a nomenclatura que se estabeleceu para a abordagem de Gendlin, desde 1996, foi "Psicoterapia Orientada à Focalização". Em inglês, a sigla originalmente era "FOP", para *Focusing Oriented Psychotherapy*, que é uma gíria pejorativa, razão pela qual, mais tarde, a denominação evoluiu para "FOT", sigla para *Focusing-Oriented Therapy*. Atualmente, esse último e sua abreviação *FOT* são os termos mais utilizados em inglês. No Brasil, onde a prática da psicoterapia é limitada a profissionais com formação específica, como psicólogos e psiquiatras, consideramos o termo "Psicoterapia" como o mais adequado para sua difusão. Marion Hendricks (2014) enfatizou que a Focalização, assim como a escuta empática, é um processo transversal que se aplica a diversas abordagens terapêuticas, populações e diferentes tipos de sofrimento psíquico.

A Psicoterapia Orientada à Focalização, ou FOT (Focusing-Oriented Psychotherapy), consolidou-se como uma abordagem terapêutica na década de 1970, contudo, suas bases estão nos trabalhos de Eugene Gendlin, das décadas de 1950 e 1960. Essa abordagem clínica é uma prática profissional que integra a Focalização como um componente essencial na condução da psicoterapia. Nesse contexto, o terapeuta e o cliente trabalham juntos para cultivar e aprofundar o acesso do cliente à sua experiência imediata, utilizando a Focalização para explorar e acessar processos bloqueados e cristalizados, entendidos por Gendlin como patológicos.

Gendlin (2024) desloca o entendimento da psicopatologia de uma visão interna para uma visão relacional. Ele argumenta que os problemas psicológicos não devem ser vistos como "conteúdo ruim" interno, mas como manifestações de relações problemáticas. Por exemplo, se alguém se sente frustrado em um relacionamento, para Gendlin, essa frustração não está "dentro" da pessoa. Em vez disso, é a própria natureza do relacionamento que é frustrante. Portanto, trabalhar essa frustração envolve não apenas introspecção, mas também uma reconfiguração da relação com a outra pessoa.

Essa proposta psicoterapêutica de Gendlin é uma abordagem centrada na pessoa que experiencia. A ênfase na conexão entre essas teorias se baseia no pressuposto de que entender profundamente a Abordagem Centrada na Pessoa é essencial para que um psicoterapeuta possa aplicar todo o potencial terapêutico oferecido pela Psicoterapia Orientada à Focalização. Para Gendlin, a interação que prioriza o cliente não deve ser apenas uma entre muitas, mas deve ser a fundação sobre a qual todas as demais interações são moldadas.

Embora, à primeira vista, possa parecer que o trabalho de Gendlin tenha como objeto a experiência, um exame mais detalhado revela que o verdadeiro objeto de seu trabalho é a própria pessoa que está vivenciando essa experiência. Quando se assume que a Psicoterapia Orientada à Focalização se concentra exclusivamente na experiência, há o perigo de reduzi-la a uma abordagem técnica e mecânica, o que não reflete verdadeiramente o espírito dessa modalidade terapêutica. Vejamos as palavras apresentadas em seu livro *Psicoterapia Orientada à Focalização*:

> Rogers estava completamente certo de que as condições relacionais são primárias na terapia. Ouvir, focalizar e todos os outros procedimentos são eficazes apenas dentro de um relacionamento interpessoal seguro, genuíno e confiável. Tudo mais é algo que está sendo experimentado por duas pessoas que são sempre mais importantes e mais reais do que qualquer procedimento.
>
> Na terapia, o relacionamento (a pessoa presente) é o mais importante, ouvir vem logo a seguir, e as instruções de focalização vêm apenas em terceiro lugar. Se algo está errado no relacionamento, deve ser resolvido o mais rápido possível, e tudo mais deve esperar. E, sem ouvir, não se está realmente em contato contínuo com uma pessoa. (Gendlin, 2024, p. 343).

A Psicoterapia Orientada à Focalização tem uma valiosa aplicabilidade em outras abordagens teóricas sem cair no ecletismo teórico. No âmbito da psicologia, o ecletismo é criticado por misturar métodos sem uma fundamentação antropológica coerente, o que pode levar a intervenções que, por serem baseadas mais em senso comum do que em teoria robusta, tornam-se potencialmente iatrogênicas. Em contraste, a Psicoterapia Orientada à Focalização, ao se centrar na experiência viva e sentida do indivíduo em interação com seu ambiente, oferece um modelo processual que pode ser integrado a outras teorias sem comprometer suas bases filosóficas ou práticas.

A teoria de Gendlin enfatiza não apenas o conteúdo trazido pelo cliente, mas também o processo pelo qual esse conteúdo é vivenciado e integrado. Essa abordagem processual foca na "experienciação", ou seja, no modo como terapeuta e cliente estão em relação a suas experiências. Isso distingue claramente a abordagem de Gendlin de outras que podem ser mais focadas no conteúdo falado e menos focadas na dinâmica experiencial do indivíduo. Por esse motivo, o ensino dessa abordagem necessariamente precisa passar por vivências práticas, e não se resumir a reflexões teóricas. Outro aspecto-chave é a noção de movimento e abertura inerentes aos conceitos de Gendlin. Por exemplo, a ideia de interação em sua abordagem é vista não como uma sequência de eventos entre entidades separadas, mas sim como um processo dinâmico e interdependente, uma influência mútua e contínua.

Ao adotar um foco na experiência sentida, a Psicoterapia Orientada à Focalização permite que diferentes abordagens teóricas se enriqueçam mutuamente. Em vez de colidir com outras antropologias psicológicas, que podem ser excludentes, ela oferece uma base comum que respeita a complexidade e a singularidade da experiência humana. Isto é, ela encoraja outras abordagens a se adaptar para incorporar a dimensão implícita e vivida, permitindo, assim, um desenvolvimento mais autêntico da personalidade. Gendlin (2024) argumenta que as abordagens psicológicas devem sempre se relacionar com a experiência direta do cliente. Isso assegura que o terapeuta compreenda o "concreto" do que está acontecendo, em vez de se prender a construções mentais ou racionalizações teóricas que funcionam como sobreposições de significados que, muitas vezes, distanciam a terapia da realidade vivida do cliente.

Esse enfoque na experiência direta e sentida evita as armadilhas das teorizações ao manter a terapia ancorada em uma base filosófica e prática consistente e empiricamente responsiva. Para Gendlin (2024), em vez de nos preocuparmos com a possível falta de confiabilidade de uma teoria, devemos utilizá-la como uma ferramenta para expandir e aprofundar nossa compreensão da experiência. Assim, podemos formular conceitos que não apenas são mais específicos, mas que também mantêm uma ligação vital com o processo experiencial e, por essa via, sempre o transcendem. O conceito jamais consegue abarcar completamente uma experiência.

A Psicoterapia Orientada à Focalização tem integrado conceitos e técnicas de outras áreas da psicologia, como a psicanálise, enriquecendo sua prática com um entendimento mais profundo sobre processos inconscientes e dinâmicas transferenciais. Essa abordagem interdisciplinar permite que a *FOT* aborde com mais profundidade questões como conflitos internos, padrões comportamentais arraigados e relações complexas. Sua capacidade de assimilar e adaptar diversas técnicas e teorias faz da *FOT* uma abordagem versátil e eficaz, habilitando terapeutas a trabalhar não só com aspectos explicitamente expressos pelo cliente, mas também com elementos mais sutis e profundos de suas experiências emocionais e psicológicas. Isso é particularmente útil em situações de dificuldades psicológicas complexas ou padrões comportamentais profundamente enraizados, que são desafiadores de acessar com métodos mais tradicionais (Gendlin, 2024).

Assim, a *FOT* representa um passo significativo no entendimento de uma terapia centrada no cliente, mantendo o valor rogeriano da empatia e do respeito pelo cliente, enquanto expande esses conceitos para incorporar uma gama mais ampla de influências teóricas e práticas. Essa abordagem ampliada promove uma transformação pessoal profunda e um entendimento mais rico de si mesmo, honrando a complexidade única de cada trajetória humana.

Para Gendlin (2024), o conceito de personalidade é uma construção em constante formação, moldada pela vida e pelas interações contínuas. Ele rejeita a noção de que a personalidade possa ser compreendida como uma "máquina puramente interna". Em vez disso, ele propõe que a personalidade deve ser vista através da lente das relações e situações que as pessoas vivenciam. Isto é, personalidade é como alguém se projeta e responde ao longo do movimento de sua vida, numa dinâmica que é intrinsecamente ligada às relações interpessoais.

O método da Psicoterapia Orientada à Focalização é centrado na relação contínua e na confrontação entre as expressões verbais do cliente e sua experiência concreta. Gendlin (2024) enfatiza que não há palavras nem inferências que sejam intrinsecamente corretas quando se trata de captar a essência da experiência vivida. A questão crucial nessa abordagem é: o cliente está realmente fazendo contato com a experiência concreta e corporalmente sentida do que está sendo explorado terapeuticamente? Gendlin argumenta que, ao se basear a terapia na experiência imediata, em vez de em processos conceituais abstratos, é possível alcançar *insights* e mudanças mais profundas e significativas.

Na Psicoterapia Orientada à Focalização, teorias, conceitos e palavras são vistos como ferramentas que devem sempre se referir a experiências concretas e ser validadas por meio da vivência corporal do cliente. Além disso, Gendlin (2024) propõe que outras abordagens terapêuticas podem e devem ser adaptadas para se conectar melhor com a área pré-consciente, de onde emergem novos passos experienciais. Essa proposta sublinha uma visão mais flexível e integrativa da prática terapêutica, em que diferentes técnicas e teorias são constantemente revisadas e ajustadas para se alinhar mais estreitamente à realidade vivida do cliente.

Portanto, a Psicoterapia Orientada à Focalização não apenas fornece uma abordagem distinta dentro do campo da psicologia, mas também oferece um modelo para a incorporação e adaptação de *insights* de outras práticas terapêuticas, reforçando a importância da experiência como o alicerce da intervenção psicológica. Contrastando com a visão "representacionalista" — que sugere que as emoções e frustrações são representações de relações passadas esquecidas ou reprimidas —, Gendlin (2024) propõe que devemos focar no presente e nas situações reais, no lugar de buscar causas em um passado inacessível ou em um inconsciente oculto. Nessa visão, as emoções são vistas menos como ecos de eventos passados e mais como respostas diretas e imediatas às circunstâncias atuais.

Gendlin (2024) enfatiza que a experiência nunca pode ser plenamente capturada por conceitos; ela não é composta de unidades conceituais definíveis. Nesse sentido, ele argumenta que, de certa forma, todas as teorias estão erradas porque tendem a reduzir a experiência a modelos simplificados que não refletem a totalidade do vivido. No entanto, essas teorias podem ser úteis se mantivermos uma aderência rigorosa à experiência, tal como a sentimos diretamente. É crucial não aceitar interpretações que sejam meramente lógicas ou conceituais, a menos que estas tenham uma ressonância direta e inequívoca com o que é sentido e que causem um impacto perceptível. Se uma teoria ou um conceito não alivia o desconforto emocional ou físico, como um "nó no estômago", significa que ainda não se alcançou um verdadeiro passo experiencial, e isso indica que a busca deve continuar.

Um ponto crucial na abordagem de Gendlin é a distinção entre *felt sense* e emoções. Embora as emoções sejam sentidas e identificáveis (como raiva, alegria ou vergonha), elas são caracteristicamente unidimensionais. O *felt sense*, por outro lado, é uma impressão experiencial mais rica e menos definida conceitualmente, encapsulando um labirinto de aspectos implícitos que são sentidos juntos. Essa rica textura da experiência é o que Gendlin busca capturar e explorar por meio da Focalização.

Abordagem Orientada à Focalização

A prática de Focalização, conforme descrita por Gendlin, não se limita ao *setting* terapêutico. Ela é igualmente relevante e aplicável em nossa vida diária, inclusive em momentos de tomada de decisão e em processos criativos. Nesse contexto, ela deixa de ser um mero procedimento e se torna uma abordagem capaz de promover contribuições em diversos contextos.

A Abordagem Orientada à Focalização é uma proposta que nos leva a considerar os aspectos implícitos revelados por nossa corporeidade em nossa vida diária. Atualmente, esses aspectos têm sido utilizados no ensino de idiomas, no marketing, em mediações de conflitos, em processos de tomadas de decisão, no processamento de traumas, no tratamento de dores crônicas, nos processos de adição, em intervenções em crises psicológicas agudas, na arteterapia, no aconselhamento religioso, em transtornos alimentares etc.

À medida que a prática da Focalização evoluiu, seu foco se deslocou de uma ênfase no conteúdo expresso para uma atenção mais profunda à maneira como as pessoas se relacionam internamente com suas próprias experiências. Esse ajuste reflete uma mudança significativa, privilegiando o processo sobre o produto da comunicação, o que permite uma introspecção e uma conexão mais genuína com elementos mais relevantes da própria personalidade. A Focalização, nesse sentido, busca criar um ambiente interno que seja menos tenso e mais desacelerado, facilitando uma integração maior das experiências vividas.

O senso sentido (*felt sense)* é uma ferramenta poderosa para acessar uma compreensão mais profunda e intuitiva das situações que enfrentamos. Por permitir uma pausa e um silêncio deliberados, a Focalização oferece uma janela para introspecção que pode revelar soluções e *insights* anteriormente ocultos. Essa interrupção intencional permite que nos afastemos da incessante correria e do ruído do cotidiano para acessar um nível de percepção mais sutil e profundo. Ao fazê-lo, somos capazes de sentir diretamente as complexidades de nossas experiências, o que, por sua vez, pode levar a decisões mais alinhadas com nossos valores mais profundos e autênticos.

É importante ressaltar que o "sentir" a que Gendlin se refere transcende emoções e sentimentos comuns. Ele aponta para uma complexidade implícita, rica em elementos frequentemente inacessíveis à lógica, mas que são cruciais em nossa jornada pessoal e que podem prover suporte nos momentos mais decisivos da vida, assim como ocorreu com a família de Gendlin durante sua fuga da Europa na Segunda Guerra Mundial.

Focalização na atualidade

Estudos sobre a microestrutura da temporalidade implícita, como os propostos por Fuchs (2001, 2013, 2019), têm destacado como as práticas de atenção plena — como, por exemplo, a Focalização, além de técnicas de meditação — podem contribuir significativamente para o desenvolvimento de uma ressincronização da temporalidade implícita e até mesmo produzir o sentimento implícito de se estar temporalmente ligado aos outros vivendo com eles, denominado de contemporaneidade básica. A dessincronização da temporalidade implícita, assim como a falta de contemporaneidade básica, são elementos presentes em sofrimentos contemporâneos, atualmente denominados pelos manuais diagnósticos de "transtorno afetivo bipolar" ou "transtorno de personalidade *borderline*" (Tostes, 2022). Esse ajuste temporal não só melhora a experiência, mas também enriquece a correspondência relacional, permitindo que as pessoas se sintam mais conectadas umas às outras e ao próprio mundo.

A incorporação do senso sentido (*felt sense)* e da Abordagem Orientada à Focalização de Gendlin em nossa vida diária representam uma poderosa modalidade de crescimento pessoal. Por meio dessa prática, podemos aprender a honrar e integrar as nuances de nossas experiências de maneira que promovam um desenvolvimento autêntico e sustentável. Isso nos permite não apenas viver com mais plenitude, mas também oferecer aos outros uma presença mais compreensiva e conectada. Portanto, ao seguir a orientação de Gendlin para interromper, silenciar e perceber delicadamente, abrimos um canal para uma experiência mais rica e engajada. Esse processo não só transforma a terapia e o autoconhecimento, mas também se estende para melhorar nossa capacidade de viver de maneira mais plena e significativa.

Ao escutar nossas impressões sentidas, desvendamos camadas de nossa experiência que, frequentemente, permanecem não reconhecidas. Essa abordagem não apenas enriquece nossa compreensão de nós mesmos, mas também nos equipa para enfrentar desafios e oportunidades com maior liberdade. A liberdade encontrada na Focalização não é uma liberdade de escolhas arbitrárias, mas uma liberdade de responder de maneira autêntica àqueles elementos mais significativos de nossa vida, mesmo que muitas vezes estejam num nível implícito.

Referências

Early, A., Krycka, K., Perlstein, A., Zarogiannis, P., Afford, P., Boukydis, Z. *et al.* (2014). *Theory and practice of focusing-oriented psychotherapy: Beyond the talking cure.* Jessica Kingsley Publishers.

Fuchs, T. (2001). Melancholia as a desynchronization: Towards a psychopathology of interpersonal time. *Psychopathology, 34*(4),179-186.

Fuchs, T. (2013). Temporality and psychopathology. *Phenomenology and the cognitive sciences, 12*(1), 75-104.

Fuchs, T. (2019). The life-world of persons with mood disorders. In Stanghellini, G., Broome, M., Raballo, A., Fernandez, A. V., Fusar-Poli, P., & Rosfort, R. (Eds.). *The Oxford Handbook of Phenomenological Psychopathology* (617-633). Oxford University Press.

Gendlin, E. T., Jenney, R. H., & Shlien, J. M. (1960). Counsellor ratings of process and outcome in client-centred therapy. *Journal of Clinical Psychology*, 16, 210-13.

Gendlin, E. T. (1968). The experiential response. In Hammer, E. F. (Ed.). *Use of Interpretation in Treatment: Technique and Art* (208-227). New York: Grune & Stratton.

Gendlin, E. T. (1976). A theory of personality change. In Mahrer, A. R., & Pearson, L. (Eds.). *Creative Developments in Psychotherapy.* New York: Jason Aronson.

Gendlin, E. T. (2024). *Psicoterapia orientada à focalização: um manual do método experiencial* (P. A. Pereira, Trad.). São Paulo: Paulus, Focalização Brasil. (Original publicado em 1996).

Kirschenbaum, H. (1979). *On Becoming Carl Rogers*. New York: Delacorte.

Kirtner, W. L., & Cartwright, D. S. (1958). Success and failure in client- centered therapy as a function of client personality variables. *Journal of Consulting Psychology. 22*(4), 259-264. https://doi.org/10.1037/h0045990

M. Hendrix. (2014). Preface. *In* Early, A., Krycka, K., Perlstein, A., Zarogiannis, P., Afford, P., & Boukydis, Z. A. *Theory and practice of focusing-oriented psychotherapy*: Beyond the talking cure. Jessica Kingsley Publishers.

Purton, C. (2004). *Person-centred therapy: The focusing-oriented approach*. Palgrave Macmillan.

Rogers, C. R. (1977). Uma maneira negligenciada de ser: a maneira empática. *A pessoa como centro*, 69-89. In Rogers, C. R., & Rosenberg, R. *A pessoa como centro* (69-89). São Paulo: EPU. (Original publicado em 1975).

Rogers, C. R. (1987). A essência da psicoterapia: momentos de movimento. In Rogers, C. R., Santos, A. M., & Bowen, M. C. *Quando fala o coração*. Porto Alegre: Artes Médicas. (Original publicado em 1956).

Rogers, C. R. (2001). *Sobre o poder pessoal* (W. Penteado, trad.). São Paulo: Marins Fontes (original publicado em 1977).

Tostes, G. W. (2022). *Vivências de Pessoas com Transtorno Bipolar: Um Estudo Fenomenológico*. 2022. 300f. Tese (Doutorado em Psicologia) – Pontifícia Universidade Católica de Campinas, Centro de Ciências da Vida, Programa de Pós-graduação em Psicologia, Campinas.

5

Reforma psiquiátrica, fenomenologia e clínica ampliada: algumas considerações

Tatiana Benevides Magalhães Braga

O campo da saúde enquanto espaço de organização de disciplinas científicas se configurou a partir dos ideais da Idade Moderna com a estruturação metodológica e matematizada do conhecimento, cujo principal expoente tornou-se a física clássica de Isaac Newton. Na acepção cartesiana proposta pelo *Discurso do Método* (Descartes, 2005), o real deveria ser decomposto em suas partes mais simples para estudo, de forma que os conhecimentos resultantes pudessem ser reunidos em uma equação que o descreveria objetivamente. Tal compreensão do conhecimento influenciou a sistematização do campo das ciências no século XIX, marcando-o historicamente pela fragmentação disciplinar, que separava aspectos diversos dos fenômenos dos campos de mostração em que se apresentavam.

Esse projeto epistemológico da modernidade propunha descrever o real a partir de uma linguagem matemática, universalizável, verificável e controlável, promovendo ações de expurgo ou enquadre aos aspectos da experiência que escapassem à concepção de um sujeito epistêmico racional e pleno (Figueiredo, 2015). Assim, aspectos da dimensão afetiva foram submetidos a regimes de previsibilidade e controle que formaram as vertentes positivistas das ciências psicológicas e psiquiátricas (Figueiredo, 2015), a loucura foi submetida a procedimentos de controle e à exclusão social (Foucault, 2001) e a morte foi silenciada e tratada tecnicamente (Prado *et al.* 2018; Ariès, 2003), num processo de clandestinização do morrer.

Na saúde, esse projeto epistemológico engendrou uma lógica baseada na lesão e na doença (Basaglia, 1989; Foucault, 2009, Cunha, 2005) denominado modelo biomédico (Cunha, 2005), no qual os agravos em saúde seriam causados por mecanismos e elementos identificáveis no corpo orgânico, a ser tratado a partir de tecnologias que revertessem as relações biológicas de causa e efeito determinantes do adoecer. A doença é considerada resultante de causas objetivas isoláveis, universalizáveis e quantificáveis, de modo biologizante e amplamente mecanicista, desconsiderando-se condições materiais de vida, práticas cotidianas, relações sociais e afetivas etc. Assim, como afirma Foucault (2005), a partir do século XIX, "a burguesia encontra na medicina, no cuidado do corpo e da mente, uma espécie de racionalismo cotidiano", e, dessa maneira, "a saúde (*santé*) substituiu o bem-estar (*salût*)". Em outras palavras, a noção biológica de controle do corpo substituiu a noção multidimensional de bem-estar.

A lógica da doença como disfunção em relação a um modelo de funcionamento biológico, dissociada de fatores sociais e epistemológicos gerou, no século XIX, a abordagem psiquiátrica biologicista, segundo a qual os comportamentos considerados desviantes em relação ao modelo social eram tomados como resultados de lesões ou disfunções orgânicas. Essa lógica transportava para o comportamento as classificações sintomatológicas de doenças orgânicas e a associação a uma lesão ou disfunção, tal como a conexão entre febre e infecção microbiana, por exemplo, gerando o conceito de "doença mental". Assim, o tratamento requeria a formação de neurohipóteses e classificações com base nas expressões afetivas e comportamentais que, ao divergirem da ordem social, eram consideradas sintomas de um problema orgânico (Farinha e Braga, 2018). Tal processo incluiu, e ainda inclui, desde a investigação de formas de demência até a interpretação da presença de problemas biológicos na orientação homossexual, na presença de libido, agressividade, tristeza ou outro afeto em intensidade diversa do esperado, na identidade de gênero transexual, em conflitos escolares, dificuldades de aprendizagem ou questionamento de ideias e orientações advindas de pessoas em lugares de autoridade.

O tratamento de uma ampla gama de experiências, sentimentos e comportamentos pela psiquiatria organicista levou ao que se denomina abordagem asilar ou manicomial. Nela, lidava-se com os sujeitos diagnosticados em termos de sua correção individual para a conduta considerada correta, aliada ao isolamento social, o que gerou o encarceramento dos sujeitos diagnosticados em internações prolongadas nos hospitais psiquiátricos entre o final do século XVIII e meados do século XX. A consideração de condutas socialmente rejeitadas como sintomas de um problema orgânico, então denominada doença mental, acaba por desqualificar o discurso dos próprios sujeitos, bem como os significados que estes atribuem a suas experiências. Assim, o modelo asilar, ao criar um ambiente focado na eliminação dos sintomas sem uma escuta dos sujeitos que possibilitasse compreender a etiologia de suas experiências na relação dos sujeitos com o mundo, mostrou-se iatrogênico, intensificando ainda mais as dificuldades sociais e vivências enfrentadas pelos diagnosticados.

O questionamento da abordagem asilar se deu na Europa a partir da Segunda Guerra Mundial e do pós-guerra, num cenário de dificuldade econômica para manter os hospitais psiquiátricos, bem como de início da formação do Estado de Bem-Estar Social Europeu, de comparação entre hospitais psiquiátricos e campos de concentração (Goffman, 2019) e de movimentos democratizantes, como o feminismo e o movimento de Direitos Civis nos Estados Unidos (Brown, Cueto, & Fee, 2006), entre outros fatores históricos. Emergiram, então, propostas de reforma psiquiátrica que reformulavam as relações no interior dos asilos, como as comunidades terapêuticas (Jones, 1972), que, frente à falta de recursos advinda da guerra, instituiu uma organização participativa, democratizante e de troca de experiências no processo terapêutico, com procedimentos, relações e decisões descentradas do poder médico (Farinha & Braga, 2018). Ao humanizar os serviços, levavam à melhoria dos pacientes e revelavam o modo como a lógica de desqualificação do doente mental nos asilos tradicionais gerava uma situação iatrogênica, produzindo a chamada cronificação da loucura.

Todavia, na ausência de processos semelhantes de cuidado coletivo durante a desinternação no tratamento ambulatorial, os egressos das comunidades terapêuticas passavam a conviver em contexto iatrogênico, ao qual se acrescia o estigma pela condição psiquiátrica, levando a novas crises (Farinha & Braga, 2018). Assim, a segunda fase de propostas de reforma psiquiátrica volta-se ao meio aberto, visando prevenir a internação por meio de uma terapêutica precoce (Amarante, 2004). Cria-se a noção de saúde mental em contraposição à doença mental, considerando-a como cuidado contínuo e não apenas no apontamento da crise.

No entanto, vários fatores acabaram por fortalecer a lógica da patologização. No plano epistemológico, operaram a falta de questionamento da noção de doença mental e a desconsideração da influência de fatores psicossociais tanto na produção do sofrimento quanto na produção de parâmetros de classificação do comportamento desviante. No plano econômico, a expansão das medicações psiquiátricas, com a descoberta dos antipsicóticos, atuou na contenção de casos graves, porém, criou um novo e imenso mercado para a indústria farmacêutica em situações antes resolutivas por outros meios (Guarido, 2007).

A classificação psiquiátrica no território levou sujeitos relativamente integrados a seu contexto a vivenciar a deslegitimação de suas experiências, reduzidas a sintomas psiquiátricos, ampliando estatísticas de usos de medicação e internação psiquiátricas, com aumento relevante das margens de lucros de farmacêuticas produtoras de psicotrópicos (Zorzanelli *et al.*, 2019; Whitaker, 2017). É nessa perspectiva que se insere uma nova fase, que reconhece os problemas das noções de doença mental e saúde mental. A noção de doença mental, considerando o fenômeno um desvio biológico, cria uma justificativa ideológica da loucura como objeto de intervenção do Estado e de saber da psiquiatria, promovendo a segregação de grupos marginalizados. A noção de saúde mental, ao considerar o cuidado localizado biologicamente na "mente", deixa em segundo plano a dimensão psicossocial das experiências produtoras de loucura e sofrimento, individualizando, despolitizando e demarcando deterministicamente os indivíduos.

Assim, a terceira fase da reforma psiquiátrica, caracterizada pela desinstitucionalização/invenção, volta-se à criação de novas vias epistemológicas e conceitos para compreender a loucura, levando em consideração as múltiplas dimensões de sua produção: sociais, econômicas, culturais, estéticas, afetivas, biológicas etc. (Farinha & Braga,

2018; Amarante, 2004). Nessa revisão, a abordagem de maior influência para a reforma psiquiátrica brasileira foi a Psiquiatria Democrática de Franco Basaglia, inspirada na perspectiva fenomenológica de compreensão da condição humana, no pensamento foucaultiano sobre as relações de poder e práticas disciplinares e nas experiências iniciais da análise institucional e das comunidades terapêuticas. Basaglia constituiu dispositivos conceituais e práticos que democratizavam a abordagem dos pacientes. Inicialmente desconstruiu a organização institucional e, posteriormente, criou uma rede de atendimento substitutivo regionalizada, que incluía reinserção no contexto social, geração de renda e moradia, convivência comunitária, espaços de atenção à crise, cooperativas sociais, ambulatórios e outras formas de cuidado coletivo, problematizando a produção social das demandas em saúde.

Tal reformulação ganhou contornos de luta política já que, ao promover a emancipação terapêutica pautada na complexidade da existência do sujeito (Amarante, 2004) e não na determinação médica, a proposta implicou a quebra do corporativismo histórico entre médicos e dos interesses da indústria farmacêutica, bem como a transformação das diretrizes para a assistência. Seu ápice foi a promulgação da lei 180, na Itália, em 1978 que, de maneira até então inédita na legislação internacional, determinou a desativação progressiva dos hospitais psiquiátricos, sua substituição por hospitais gerais e serviços regionais de saúde mental e a restituição de direitos constitucionais ao cidadão em tratamento, como os ligados ao voto e à administração de bens.

No Brasil, a reforma psiquiátrica emergiu no contexto histórico de redemocratização, favorecida pela luta por direitos de cidadania, iniciando-se com reivindicações referentes à precariedade material e organizacional dos serviços e aos poucos amadurecendo para uma denúncia às violações de direitos humanos e, finalmente, para o questionamento da "biologização epistemológica da loucura" (Farinha & Braga, 2018), que utilizava o constructo de doença mental para individualizar situações de sofrimento humano pluralmente construídas. Embora várias experiências de reforma psiquiátrica influenciassem práticas na assistência em saúde, a relevância da abordagem de Basaglia deu-se tanto pelas conquistas no atendimento e legislação sobre saúde mental na Itália quanto por suas visitas ao Brasil (Amarante, 2004).

Embora as experiências de reforma psiquiátrica questionem a noção de doença mental para considerar as múltiplas dimensões de constituição da experiência humana, as concepções biologistas assumiram novas formas, estando presentes no diagnóstico de vários dos chamados transtornos psiquiátricos e nos atuais processos de medicalização da vida (Brust, Braga, & Farinha, 2022, Guarido, 2007). A medicalização se refere a um processo pelo qual se confere abordagem biológica a toda e qualquer expressão de um indivíduo que difere do padrão socialmente esperado: crianças que não conseguem ficar quietas durante as aulas escolares (Guarido, 2007), adultos que não se adaptam a seu ritmo de trabalho, pessoas que não apresentam padrões esperados de sono, concentração ou apetite (Brust, Braga, & Farinha, 2022), indivíduos com dificuldades em relacionar-se socialmente, pessoas com comportamentos sexuais ou afetivos não esperados para seu gênero (Zanello, 2018).

Num contexto em que cada comportamento que não se enquadra à ordem social recebe um diagnóstico que individualiza e biologiza os problemas encontrados, patologizando os sujeitos e buscando seu enquadre à ordem social, as experiências são descoladas de sua constituição complexa e despolitizadas na desconsideração das diversas violências sociais presentes no campo de mostração dos fenômenos de sofrimento. Problemas de comportamento e aprendizagem de crianças são diagnosticados sem consideração de seu ambiente escolar ou familiar; problemas de adaptação ao trabalho são medicalizados sem um questionamento mais profundo dos elementos de insalubridade laboral (Brust, Braga, & Farinha, 2022); o comportamento sexual é patologizado sem consideração da influência das representações de gênero na formação dos critérios que determinam o que é esperado para homens e mulheres (Zanello, 2018). Assim, o processo de medicalização pode ser epistemologicamente compreendido como um modo de fragmentação disciplinar, no qual disciplinas de olhar biológico se tornam preponderantes sobre outras, destacando hipóteses com esse viés e colocando em segundo plano outras facetas do fenômeno considerado.

Desse modo, a despeito da superação das internações prolongadas em hospitais psiquiátricos, a lógica que organizava tais práticas — biologizante, manicomial e geradora de iatrogenia — continua a se reproduzir culturalmente na sociedade, influenciando, inclusive, as práticas profissionais em saúde. A própria concepção de "atenção integral à saúde", presente nas políticas públicas brasileiras, indica a fragmentação da saúde e a ênfase biológica: é necessário reafirmar a possibilidade de um olhar integral para a saúde exatamente num contexto em que a saúde tende a ser vista de maneira fracionária (Holanda, 2011). Além disso, normal e patológico não são universos claramente separados, mas estão entremeados de concepções sobre o corpo, os hábitos e experiências que deixam desvelar modelos socialmente construídos (Canguilhem, 2011).

Em perspectiva fenomenológica, o pensamento científico tradicional, partindo do pressuposto filosófico de que apenas o que é mensurável pode ser real (Heidegger, 2009), limita as possibilidades de contato com os fenômenos. As abordagens que restringem o campo de análise dos processos de saúde e doença à esfera de uma individualidade isolada excluem possibilidades interventivas que levem em consideração a existência em suas múltiplas dimensões: a experienciação. A condição biológica, as vivências, o contexto material e social não são dimensões estanques, mas coparticipantes do próprio movimento de *ek-sistência*. É no sentido de uma maior aproximação com os fenômenos que, como aponta Heidegger (2009), a fenomenologia pode trazer à presença aquilo que a ciência pretende explicar.

Para Fenomenologia Existencial, especialmente a partir de Martin Heidegger (2012b), ser-no-mundo remete a uma dimensão ontológica: não há uma separação entre mundo e consciência, em que a segunda se localiza dentro do primeiro, não nos localizamos no mundo como uma cadeira se localiza numa sala, mas *habitamos o mundo*, nos detemos junto às coisas tecendo com tudo o que está à nossa volta relações de sentido criadoras de familiaridade. Atentando para essa condição, Heidegger (2012b) nomeia o ser-aí (*Dasein*) esse ente que nós mesmos somos. O termo *ser*, na expressão o ser-aí, destaca que, na compreensão de nosso ser, com ele nos relacionamos e comportamos, o que Heidegger denomina existência. O termo *aí* remete a que sempre nos encontramos numa rede situacional, num mundo circundante que não é algo externo em que me localizo, mas compõe nossa própria existência. Nesse sentido, somos nossa experiência situacional: em nosso "ir ao encontro do mundo", somos e estamos junto ao mundo, de modo que o mundo constitui a experiência de cada um e se abre para cada um de nós de uma perspectiva única. Ocupando-se do mundo, o ser-aí cuida de ser quem é, na medida em que para ele se apresenta uma compreensão prévia de ser em tudo o que é.

Assim, na perspectiva fenomenológica, as diversas dimensões de nossa experiência são indissociáveis e são também retomadas por nós mesmos a cada momento no modo como nos posicionamos ou respondemos ao mundo. Nesse sentido, cuidamos de ser quem somos, isto é, realizamos a tarefa de ser que somos e respondemos à questão "quem somos nós" a cada movimento que realizamos na existência. Heidegger (2012b) aponta o cuidado como condição existencial de possibilidade de cuidado com a vida: cuidamos de ser quem somos em nossa lida com os entes, os outros, enfim, o mundo cotidiano, colocando em jogo nossas possibilidades de ser. Simultaneamente, em nossa condição de indeterminação ontológica, nenhum elemento quididativo é dado *a priori*, mas vivenciamos experiências singularizantes a todo momento, tornando-nos quem somos no curso do devir. Isso implica não estarmos previamente determinados a uma classificação nosográfica, médica ou de saúde: é no modo como cuidamos de ser, como habitamos o mundo que nossas experiências são significadas e podem ser transformadas a cada momento em que nos direcionamos nos novos encontros e experiências do existir.

Em nosso ser-com-outros cuidamos a partir da preocupação, compartilhando um mundo comum em nossa coexistência, pelas relações de sentido que partilhamos, pelas experiências familiarizadas, pela abertura às possibilidades que somos. Se o outro se nos apresenta em copresença no mundo (Heidegger, 2012b), a abertura compartilhada de nossas possibilidades de ser constitui o sentido do mundo comum. O encontro de um ser-aí com outro se estabelece num aí compartilhado. O aí compartilhado, fundado na abertura existencial que somos, se dá como clareira: espaço livre e aberto para as coisas se mostrarem e em que podemos ser tocados por elas e compartilhar o desvelamento do que se mostra no encontro.

Na relação clínica, abre-se um aí compartilhado entre terapeuta e cliente, um lugar aberto de manifestação e compreensão, em que terapeuta e paciente se comportam e podem ser tocados pelo que vem ao encontro nesse aí — o modo de ser do paciente. Nessa perspectiva, a ação clínica é cuidar na medida em que propõe um determinado modo de relação e qualquer ação de cuidado que questione o sentido da experiência pode ser compreendida como clínica e é, essencialmente, inserida em um contexto social, já que não existe experiência descolada de tal contexto. Assim, as diferenças singulares e dimensões da experiência não são limites do saber, mas constituintes da realidade, e as práticas psicológicas e de saúde necessitam dialogar diretamente com essas especificidades. É na singularidade de cada trajetória existencial que podemos compreender o sofrimento que alguém apresenta aos profissionais de saúde, constituído nos contextos, nas relações, nas interpretações dadas, nos meios materiais de vida, na condição corporal e em toda a ampla gama de dimensões inter-relacionadas na existência.

Gadamer (2006) observa que a transformação histórica do sentido original da *Τέχνή* (*techné*) grega para a noção de técnica moderna teve implicações significativas na saúde. Designando, originariamente, um ser-capaz-de-fazer, que medeia as relações entre homem e mundo, desvelando possibilidades das coisas e de nós mesmos; a técnica no sentido moderno impregnou-se da lógica produtiva e das concepções de previsão e controle do real, assumindo um caráter de resposta única sobre a coisa. É nessa perspectiva técnica que, em geral, o ato de saúde é compreendido, transformando a prática em mera aplicação do modelo teórico, o que exclui de sua esfera de compreensão e elaboração as questões singulares dos sujeitos (Cunha, 2005). Desconsidera-se que a saúde diga respeito a um saber que "somente se torna experiência quando passa a integrar a consciência prática daquele que age" (Gadamer, 2006). Assim, uma importante crítica à concepção biomédica refere-se ao fato de que, como aponta Holanda (2011), "o campo da saúde se refere a um contexto muito mais amplo do que o domínio médico" (p. 68).

Enfatizando tal crítica, Husserl (2017) assinala a ausência de um objeto específico tomado como o psicológico; Dilthey (2011) aponta a vida enquanto totalidade multiplamente relacionada; e Basaglia (1989) aponta o adoecer enquanto ligado aos diversos "corpos" dos quais nos compomos (físico, psíquico, social etc.). Tais apontamentos, simultaneamente, sinalizam a complexidade do cuidado humano, a impossibilidade de dissociar completamente as diversas dimensões de nossa experiência no campo da saúde e a impossibilidade de compreender o ato de saúde enquanto previsível e controlável *a priori*, dissociado da experiência daqueles que dele participam. Gadamer (2009) critica o caráter eminentemente técnico dessa prática que, compreendendo a saúde a partir da concepção de método, prescinde da escuta dos sujeitos.

Nos serviços de saúde, assistência social e outros dispositivos de cidadania, a cisão entre o diagnóstico e um contexto mais amplo de experiência se faz sentir nos obstáculos à construção de práticas dialogadas: a formação médica, centralizada nos hospitais universitários e quase inexistente na atenção básica, leva à hegemonia do modelo curativo e autoritário, carecendo de preparo para o diálogo com a comunidade (Campos, 1999); a formação psicológica ainda é centrada na clínica liberal do consultório particular, apresentando por vezes dificuldades de construir propostas que atinjam a população (Ferreira Neto, 2010). Enquanto a formação em serviço social tem dificuldades de problematizar o modelo assistencialista para uma perspectiva de promoção da cidadania e a elaborar um conceito amplo de saúde, a formação em enfermagem, odontologia e outros cursos de saúde com ênfase em disciplinas biológicas possuem ainda um enfoque excessivamente setorial, com pouca ênfase em fatores sociopolíticos (Traverso-Yépez e Morais, 2004). Em todos esses casos, a preponderância da lógica de aplicação técnica obscurece um aprofundamento do olhar sobre a realidade a intervir, de modo a considerar suas múltiplas dimensões numa responsabilidade compartilhada com a população na efetivação das ações.

Nesse contexto, a escuta dos sujeitos deve também ser problematizada. O modelo biomédico tem no hospital seu espaço mais significativo de efetivação, voltando-se para ações imediatistas, que se pautam no autoritarismo frente ao paciente, constituída desde o estabelecimento da medicina enquanto ciência (Foucault, 2005,2009). Para Cunha (2005), tal modelo é hegemônico nas práticas de saúde, porém, não se mostra pertinente ao campo de ação da atenção básica e da saúde mental, por diversas razões. Em primeiro lugar, ao contrário do hospital, em que o sujeito se encontra isolado e preocupado com a sobrevivência, na atenção básica o sujeito se encontra em seu contexto de vida, sofrendo diversas influências sobre sua saúde além das conferidas pela prática médica e sujeitando-se menos facilmente a procedimentos que julgue invasivos, inefetivos ou inadequados. Já na saúde mental, a influência direta de fatores relacionais, culturais e outros na experiência de sofrimento dos sujeitos torna-se elemento sempre recorrente, produzindo processos de cronificação.

Desse modo, as práticas estão sujeitas a uma negociação junto ao usuário dos serviços de saúde, necessitando de seu comprometimento e participação. Além disso, as práticas da atenção básica e saúde mental, realizando-se a partir de uma continuidade no tempo, desvelam muito mais claramente a influência de diversos fatores nos processos de saúde e doença, levando à necessidade de considerar aspectos sociais, psicológicos, culturais, políticos etc. na compreensão dos estados de saúde (Spink, 2013). Por exemplo, na atenção básica e na saúde mental, é mais evidente a influência da violência e de contextos de abandono social na formulação de demandas na saúde relacionadas ao uso de drogas, à gravidez na adolescência ou à desnutrição.

Nessa perspectiva, há o conceito de clínica ampliada como espaço de escuta do sujeito singular, isto é, cuja experiência e processos de saúde e doença são concretamente constituídos no seu contexto particular de vida, em que se encontram elementos individuais e coletivos. Assim, cabe considerar e intervir em torno das práticas discursivas construídas no interior das instituições, visando uma concepção mais integrada da saúde, segundo a qual os processos de saúde e doença são uma expressão das experiências vividas por um sujeito num dado contexto social (Spink, 2013). Para Foucault (2002), as instituições se constituem a partir da reificação de práticas discursivas, que passam a legitimar a realidade da experiência vivida em seu contexto. Cabe acrescentar ainda a afirmação de Bleger (2011), segundo a qual as instituições tendem a suplantar seus objetivos em prol do modo de organização que estruturaram. Dessa maneira, a institucionalização do discurso biomédico construiu espaços e processos nas instituições de saúde que, embora questionados no campo teórico, necessitam de reflexão e processos de questionamento político para serem superados no plano das práticas.

Tais vicissitudes demandam para a clínica ampliada uma reorientação das concepções sobre os processos de saúde e doença, em que a doença deixa de ser considerada apenas do ponto de vista orgânico e biológico para ser compreendida desde uma perspectiva multidimensional e processual (Spink, 2013, Gadamer, 2009), que inclui fatores sociais, econômicos, culturais, psicológicos, entre outros. A ideia de clínica ampliada implica desse modo uma abrangência tanto epistemológica (relativa aos campos de saber) quanto social (ou territorial). Na perspectiva epistemológica, a clínica não se refere apenas à ação médica, mas ao conjunto das diversas profissões de saúde ou assistência que buscam, de diferentes perspectivas, a promoção do bem-estar dos sujeitos, alinhando-se ao sentido etimológico de saúde, que tem aproximações ao termo saudação e se refere à consideração respeitosa do outro (Andrade & Morato, 2004). A crítica às dicotomias sujeito-objeto e corpo-mente, engendrada por algumas abordagens psicológicas e outros campos das ciências humanas (Heidegger, 2012a; Foucault, 2009) leva à adoção de uma perspectiva construcionista para a formulação de saberes e práticas em saúde (Spink, 2013). As interconsultas e reuniões de equipe (Cunha, 2005) podem consistir em momentos importantes para a inclusão do discurso e da experiência do paciente na sua compreensão pela equipe de saúde. A extensão da clínica às classes populares e ao trabalho em instituições, que se constitui como modo predominante de funcionamento nos serviços públicos, expressa a necessidade de um olhar para além da esfera da subjetividade, que traz em seu bojo a questão da interdisciplinaridade, levando a uma transicionalidade entre as ciências da saúde, biológicas e sociais. É nesse contexto que se aborda a clínica ampliada, como interdisciplinaridade que emerge na prática de saúde brasileira a partir das transformações sociopolíticas. A clínica ampliada reconhece, assim, a necessidade de compreender os múltiplos aspectos do campo no qual se dá a intervenção como uma trama de relações, sujeitos e significado. No entanto, reconhece também que referenciar a miríade de facetas que participa da experiência para sua compreensão não significa esgotá-la.

Sendo próprio caráter da realidade sua complexidade e considerando que uma escuta afinada com o contexto dialoga com tal multiplicidade, a clínica ampliada tece os saberes com o território. Assim, na perspectiva social, a compreensão cartográfica (Rolnik, 1989) dos espaços de saúde, que considera não apenas o território administrativo, mas todo o conjunto de relações com o espaço, seus fluxos e fixos (as dimensões concretas e as relações mutáveis de seu contexto), leva à concepção de territorialização. Numa perspectiva sociopolítica, a clínica ampliada compreende, então, a contextualização das demandas direcionadas ao fazer clínico. As noções de clínica ampliada/território podem ser aproximadas de uma compreensão do campo clínico, enquanto vinculado tanto à esfera teórico-prática quanto à esfera concreta de atuação, em conjunto com a população atendida, para a efetivação de ações interventivas.

Dessa maneira, a promoção da saúde na perspectiva da clínica ampliada compreende, simultaneamente, dimensões de territorialização do espaço — em que as ações de saúde se articulam com o contexto das experiências vividas pelas comunidades e convidam à sua participação — e de desterritorialização dos saberes, elaborando e favorecendo práticas interdisciplinares e coletivas. As concepções de clínica ampliada e território/mapeamento cartográfico estão estreitamente vinculadas nas políticas de saúde, já que a participação popular, tanto no nível político quanto na inclusão da cultura, do discurso e das condições de vida da população nas ações de saúde, é uma das diretrizes político-operacionais do sistema.

No entanto, a própria noção de clínica ampliada requer problematizações, pois, em algumas concepções teóricas e propostas políticas vinculadas ao Sistema Único de Saúde, pode-se, algumas vezes, perceber uma mera somatória de saberes/disciplinas que partem de diferentes posicionamentos epistemológicos. É nesse contexto que Lancetti (2006) utiliza as expressões transclínica, clínica artesanal e clínica peripatética, para se referir às características de uma clínica que, simultaneamente, percorre múltiplos saberes, "o território geográfico e o território existencial" (p. 52) daqueles a quem pretende ajudar: a composição de diálogos e saberes, o reconhecimento de espaços e experiências, a articulação de diferentes perspectivas em ações costuradas com o contexto caracterizam a tentativa de ultrapassar perspectivas dicotômicas do binômio saúde-doença e perspectivas autoritárias do modelo biomédico, tornando a saúde um exercício político, no sentido mais amplo do termo: a construção do mundo comum com outros humanos (Arendt, 2001).

Nessa perspectiva, a fenomenologia, ao tomar *Dasein* e mundo como indissociáveis, apresenta uma perspectiva epistemológica de grande contribuição na compreensão das dimensões da experiência dos sujeitos concretos (Andrade & Morato, 2004) e na construção de modalidades de prática em saúde que permitam a efetiva elaboração coletiva dos saberes (Santos, 2018). Os saberes e ações em saúde não devem se constituir a partir de uma definição prévia das prioridades, mas considerar os sujeitos enquanto portadores de um discurso legítimo sobre sua experiência, definindo coletivamente problemas e estratégias.

A ação clínica na articulação em rede se faz na escuta, promoção e participação do diálogo, em conjunto com os diversos atores cooperadores do ato de saúde: a escuta dos usuários, a identificação de demandas e articulação com profissionais específicos, a interconsulta e intermediação do diálogo entre usuários e profissionais de saúde, a consideração de questões psicossociais que permeiam as necessidades de usuários e sua discussão nas equipes multiprofissionais. O importante papel de dar voz ao usuário de saúde permite a discussão conjunta da experiência do adoecer, abrindo um espaço para que todos, enquanto portadores do vivido tenham legitimidade para abordá-lo, e deslocando do médico e de outros profissionais o foco único de verdade sobre a saúde. Assim, possibilita, por um lado, o empoderamento, isto é, a constituição da autonomia dos sujeitos, e, por outro, a constituição de um saber dialogado sobre os processos de saúde e doença. Nessa direção, a psicologia encontra aproximações com a política, no seu sentido amplo de espaço para a ação e o discurso (Arendt, 2001). Além disso, ela pode permitir a circulação do discurso em práticas que articulam diferentes usuários e profissionais na discussão coletiva do sentido e da práxis dos processos de saúde, doença, promoção, prevenção e tratamento.

Referências

Amarante, P. (1994). Uma aventura no manicômio: a trajetória de Franco Basaglia. *História, Ciências, Saúde-manguinhos*, *1*(1), 61-77. https://doi.org/10.1590/S0104-59701994000100006

Andrade, Â. N. de, & Morato, H. T. P. (2004). Para uma dimensão ética da prática psicológica em instituições. *Estudos De Psicologia (Natal)*, *9*(2), 345-353. https://doi.org/10.1590/S1413-294X2004000200017

Arendt, H. (2001). *A condição humana*. São Paulo: Forense Universitária.

Ariès, P. (2003). *História da morte no ocidente*. São Paulo: Ediouro.

Basaglia, F. (1989). *Psiquiatria alternativa: contra o pessimismo da razão, o otimismo da prática*. São Paulo: Brasil Debates.

Bleger, J. (2011). *Temas de psicologia: entrevista e grupos*. São Paulo: Martins Fontes.

Brown, T. M., Cueto, M., & Fee, E. (2006). A transição de saúde pública "internacional" para "global" e a Organização Mundial da Saúde. *História, Ciências, Saúde-Manguinhos, 13*(3), 623-647. https://doi.org/10.1590/S0104-59702006000300005.

Brust, R. E. F., Braga, T. B. M., & Farinha, M. G. (2022). Everyday problems, population perceptions and medicalization. *Research, Society and Development, 11*(6), e17711628869. https://doi.org/10.33448/rsd-v11i6.28869

Campos, G. W. de S. (1999). Educação médica, hospitais universitários e o Sistema Único de Saúde. *Cadernos De Saúde Pública, 15*(1), 187-194. https://doi.org/10.1590/S0102-311X1999000100019

Canguilhem, G. (2011). *O normal e o patológico*. Forense Universitária.

Cunha, G. T. (2005). *A construção da clínica ampliada na atenção básica*. São Paulo: Hucitec.

Descartes, R. (2005). *O discurso do método*. São Paulo: L&PM.

Dilthey, W. (2011). *Ideias para uma psicologia descritiva e analítica*. Rio de Janeiro: Via Verita.

Farinha, M. G., & Braga, T. B. M. (2018). Sistema único de saúde e a reforma psiquiátrica: desafios e perspectivas. *Revista da Abordagem Gestáltica, 24*(3), 366-378. https://dx.doi.org/10.18065/RAG.2018v24n3.11

Ferreira Neto, J. L. (2010). A atuação do psicólogo no SUS: análise de alguns impasses. *Psicologia: Ciência E Profissão, 30*(2), 390-403. https://doi.org/10.1590/S1414-98932010000200013

Figueiredo, L. C. (2015). *Revisitando as psicologias: da epistemologia à ética nas práticas e discursos psicológicos*. Petrópolis: Vozes.

Foucault, M. (2001). *História da loucura na idade clássica*. São Paulo: Perspectiva.

Foucault, M. (2005). *Entretien a Claude Bonnefoy*. Paris à voix haute. Paris: Galimmard.

Foucault, M. (2009). *O nascimento da clínica*. São Paulo: Forense Universitária.

Gadamer, H. G. (2009). *O caráter oculto da saúde*. Petrópolis: Vozes.

Goffman, E. (2019). *Manicômios, prisões e conventos: instituições totais*. São Paulo: Perspectiva.

Guarido, R. (2007). A medicalização do sofrimento psíquico: considerações sobre o discurso psiquiátrico e seus efeitos na Educação. *Educação e Pesquisa*, *33*(1), 151-161. https://doi.org/10.1590/S1517-97022007000100010

Heidegger, M. (2012a). Ciência e Meditação. In Heidegger, M. *Ensaios e conferências*. Petrópolis: Editora Vozes.

Heidegger, M.(2012b). *Ser e tempo*. Petrópolis: Editora Vozes.

Heidegger, M. (2017). *Seminários de Zollinkon*. São Paulo: Editora Escuta.

Holanda, A. F. (2011). Fenomenologia do "cuidado": reflexões para um olhar sobre o binômio saúde-doença *In* Peixoto, A. J., & Holanda, A. F. (Org.). *Fenomenologia do cuidado e do cuidar*. Curitiba: Juruá.

Husserl, E. (2017). *Conferências de Paris* São Paulo: Edições 70.

Jones, M. (1972). *A comunidade terapêutica*. Petrópolis: Editora Vozes.

Lancetti, A. (2006). *Clínica Peripatética*. São Paulo: Huitec.

Organização Mundial da Saúde. (1978). *Declaração de Alma Ata sobre cuidados primários*. Retirado em 21 ago. 2024, de http://bvsms.saude.gov.br/bvs/publicacoes/declaracao_alma_ata.pdf

Prado, R. T., Leite, J. L., Castro, E. A. B. de, Silva, L. J. da, & Silva, Í. R. (2018). Desvelando os cuidados aos pacientes em processo de morte/morrer e às suas famílias. *Revista Gaúcha De Enfermagem*, *39*, e2017–0111. https://doi.org/10.1590/1983-1447.2018.2017-0111

Rolnik, S. (2006). *Cartografia sentimental.* Porto Alegre: Editora da UFRGS.

Santos, B. S. (2018). *Pela mão de Alice: o social e o político na pós-modernidade.* São Paulo: Cortez.

Spink, M. J. (2013). *Psicologia social e saúde: práticas, saberes e sentidos.* Petrópolis: Vozes.

Traverso-Yépez, M., & Morais, N. A. de. (2004). Ideias e concepções permeando a formação profissional entre estudantes das ciências da saúde da UFRN: um olhar da Psicologia Social. *Estudos De Psicologia* (Natal), 9(2), 325-333. https://doi.org/10.1590/S1413-294X2004000200014

Whitaker, R. (2017). *Anatomia de uma epidemia: pílulas mágicas, drogas psiquiátricas e aumento assombroso da doença mental.* Rio de Janeiro: Fiocruz.

Zanello, V. (2018). *Saúde mental, gênero e dispositivos: cultura e processos de subjetivação.* São Paulo: Editora Appris.

Zorzanelli, R. T., Giordani, F., Guaraldo, L., Matos, G. C. de, Brito, A. G. de *et al.* (2019). Consumo do benzodiazepínico clonazepam (Rivotril®) no estado do Rio de Janeiro, Brasil, 2009-2013: estudo ecológico. *Ciência & Saúde Coletiva*, *24*(8), 3129–3140. https://doi.org/10.1590/1413-81232018248.23232017

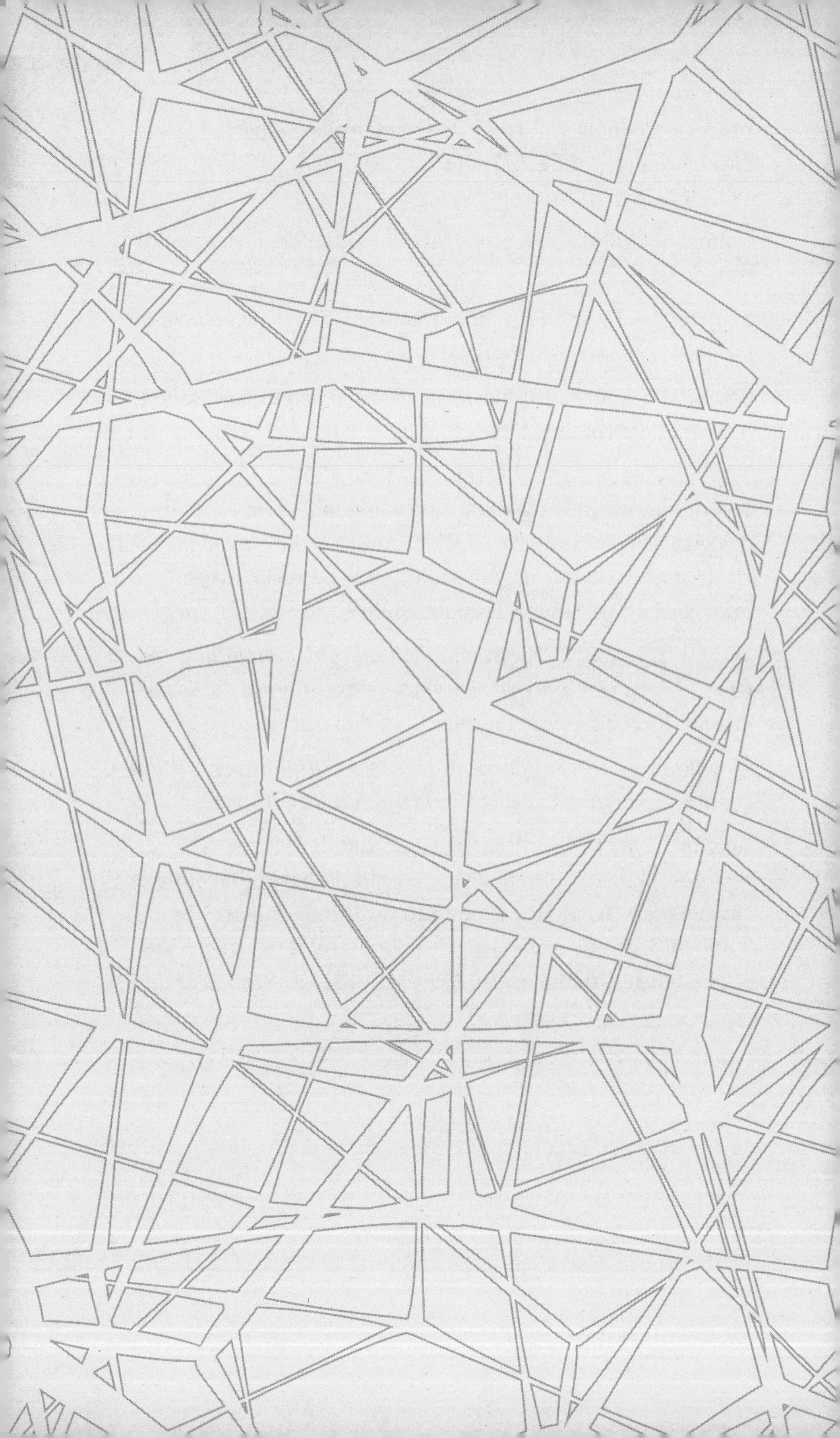

6

Sofrimento existencial de universitários: suicídio e a questão de gênero em estudantes de Medicina

Elza Dutra
Simone da Nóbrega Tomaz Moreira
Luiz Henrique Moreira Pereira

Neste ensaio, pretendemos tecer algumas considerações acerca do suicídio (S), Tentativas de Suicídio (TS) e das possíveis relações com a questão de gênero entre estudantes de Medicina. As reflexões partem de resultados parciais obtidos em pesquisa em andamento, iniciada no ano passado, tal como apresentados no evento que dá nome a esta coletânea. Com o intuito de fornecer uma visão geral e breve das estatísticas do suicídio, apresentaremos algumas taxas gerais e, a seguir, debruçaremo-nos sobre a população alvo da pesquisa. Na etapa seguinte, desenvolveremos algumas reflexões fenomenológico-existenciais, tomando como base o pensamento do filósofo Martin Heidegger.

De acordo com a Organização Mundial da Saúde (OMS, 2019), cerca de 800 mil pessoas anualmente cometem suicídio no mundo e, a cada 40 segundos, uma pessoa tira a própria vida. Na faixa etária dos 15 aos 29 anos, o suicídio é a segunda causa de morte, sendo que 75% das mortes por suicídio ocorrem em países de baixa e média renda. Nessa faixa etária, que corresponde à fase de estudos no ensino médio e universitário, encontram-se as mais altas taxas de suicídio (S) e tentativas de suicídio (TS), calculando-se ainda que, para cada suicídio, ocorreriam em torno de 20 TS (WHO, 2017).

Entre a população de estudantes universitários, aquela formada por estudantes de Medicina tem sido a que mais chama a atenção dos suicidologistas, o que explica a significativa produção de pesquisas que se debruçam sobre essa população, devido às altas taxas desse tipo de óbito, bem como de TS, segundo estudos que vêm sendo realizados há mais de três décadas (Mello & Abreu, 1990; Meleiro, 1998; Miranda & Queiroz, 1991; Dutra, 1998; 2002; 2005).

Esse panorama encontra-se, em parte, aliado à percepção de maior sofrimento emocional entre representantes da classe médica, dentro e fora da academia, ocorrendo desde os momentos mais iniciais da carreira médica. O quadro descrito foi evidenciado por uma revisão sistemática de literatura, acompanhada de meta-análise, realizada por Pacheco e colegas (2017). O estudo permitiu a denúncia de altos valores de prevalência para as principais comorbidades psíquicas entre estudantes das faculdades médicas. Nesse sentido, foram observadas prevalências da depressão de 30,6%; aqueles relativos ao *burnout*, de 13,1%; do uso problemático de álcool, com impacto de 32,9%; para o estresse, de 46,1%; e para a ansiedade, uma prevalência de 32,9%, valores superiores àqueles encontrados na população geral, uma vez realizado o ajuste de idade (Pacheco *et al.*, 2017). Além disso, a literatura também realça o crescimento de 100 a 200% que a prevalência da ideação suicida por parte de discentes e graduados em medicina sofre, quando relacionados aos índices respectivos que concernem à população geral. Esse aumento expressivo se justifica por uma multiplicidade de condições nocivas a que esses estudantes e profissionais são submetidos, as quais catalisam a manifestação de sintomas de sofrimento emocional, positivamente ligados às ideações de retirada da própria vida (Gracino, Zita, & Mangili, 2016).

No entanto, a maior parte dos estudos realizados sobre o tema se voltam para as regiões Sul e Sudeste do Brasil, além daqueles advindos de outros países. No que se refere à região Nordeste, as produções científicas a respeito dessa temática e com essa população ainda são incipientes, ainda que estejam sendo produzidos, tendo sido os estudos de Dutra (1999; 2005) os pioneiros no que se refere aos estudantes de Medicina no estado do RN, mais especificamente, na Universidade Federal do Rio Grande do Norte. Atualmente, temos, entre outros, os estudos de Pereira, (2020); Pereira e Moreira (2022); Moreira et al. (2015), voltados à saúde mental dessa população no RN.

Assim, tendo sido reconhecido o preocupante cenário de adoecimento dessa população, a percepção das iniquidades sociais presentes em todas as relações humanas contemporâneas, e vale dizer, muito mais direcionadas às mulheres, permite distinguir a investigação quanto à realidade feminina no seio do curso médico. A discussão se torna iminentemente relevante quando acertadas a realidade discriminatória e excludente que é legada à mulher, em todo âmbito social, erigida sobre uma narrativa sexista. Uma vez reconhecido esse cenário, o debate quanto às assimetrias de gênero presentes nos cursos de Medicina emergem e se fazem urgentes, uma vez percebida a realidade de maior ingresso de mulheres na academia médica, âmbito historicamente marcado por seu caráter masculino (Scheffer & Cassenote, 2013).

A reiteração desse quadro guiou a realização de uma revisão bibliográfica recente (Pereira & Moreira, 2022), a partir das bases de dados PubMed e Lilacs, norteada pelos descritores "suicide", "depression", "medical students" e "gender". A pesquisa pelos artigos relevantes, escritos em português, inglês e francês nos últimos 10 anos, permitiu a discriminação de dados significativos quanto ao caráter adoecedor do curso médico e da presença de assimetrias inerentes à academia.

A evidência, então, aponta para um preocupante caráter adoecedor do curso médico. A análise dos textos permitiu aferir um crescimento vertiginoso dos índices de adoecimento psíquico (que incluem transtornos como depressão, ansiedade e *burnout*, assim como a ideação suicida e o suicídio consumado) para ambos os gêneros que adentram à carreira médica. No entanto, os principais resultados também reiteram o crescimento mais expressivo desses índices em prevalência e incidência para as representantes do sexo feminino. Em outras palavras, a produção especializada evidencia uma vulnerabilidade da população médica feminina ao aumento dos índices de estabelecimento de transtornos emocionais, como depressão e ansiedade (Gracino, Zita, & Mangili, 2016; Pacheco et al., 2017; Pospos et al., 2019) e de ideação e efetivação suicida (Pacheco et al., 2017; Pospos et al., 2019), o que se traduz em taxas de crescimento mais alarmantes dessas comorbidades.

Ademais, a realização de uma meta-análise frente ao tema por Puthran et al. (2016) aferiu uma prevalência de ideação suicida do grupo de discentes e médicas 130% maior do que aquele estimado para a população feminina geral, ultrapassando os valores correspondentes aos homens não médicos (a despeito da análise do suicídio na população geral determinar o gênero masculino como grupo de risco). Esse mesmo estudo torna ainda mais discrepante a realidade de adoecimento de estudantes de medicina e médicos quando denunciado o aumento em prevalência do suicídio de "apenas" 40% para a população médica masculina, valor esse que reitera a visão de maior vulnerabilidade feminina às condições adoecedoras da profissão médica e do treinamento em medicina desses indivíduos (Puthranet al., 2016).

Além disso, outros estudos que tangiam ao adoecimento psíquico de estudantes de Medicina permitiram observar a tendência comum de maior prevalência de comorbidades psiquiátricas também sobre o gênero feminino. Dessa forma, a classe médica feminina demonstrou maior risco de desenvolvimento da depressão — o que se alinha com a tendência da população feminina geral de desenvolvimento dessa patologia — e de ansiedade — estando também orientado com a tendência comum (Pospos et al., 2019).

Estudos semelhantes chegaram à realidade de adoecimento mais incisiva ao gênero feminino como denominador comum. A revisão da literatura recente permitiu a evidência de possíveis hipóteses justificadoras de tal realidade. Logo, os especialistas levantaram algumas especificidades do curso médico como particularmente nocivas às estudantes de medicina, a destacar: a tendência de mulheres de sofrer com maior intensidade as pressões para o equilíbrio entre trabalho e família (o que, por sua vez, pode estar relacionado com as percepções domésticas socialmente concebidas ao gênero feminino); para a manutenção de uma postura de força e autossuficiência (indo de encontro à visão estereotipada de fragilidade e incapacidade profissional socialmente construída em torno do gênero feminino); para lidar com as disparidades profissionais e salariais de gênero (em que mulheres tendem a receber menos pelas mesmas atividades e também a ascender profissionalmente com menor frequência); para lidar com o estresse e os dilemas emocionais (especialmente dificultada pela maior capacidade de exercício empático demonstrada pelo gênero na leitura dos achados bibliográficos);

além de outras condições que compõem especificamente a vivência acadêmica e profissional feminina (Puthran et al., 2016; Pospos et al., 2019).

Ademais, acadêmicas e médicas em atuação também precisam lidar com os eventos de assédio e violência sexual que passam a compor a realidade prática na medicina. Essa realidade pôde ser ratificada na leitura de um estudo americano voltado para clínicos e pesquisadores, o qual destacou uma disparidade de 30% para 4% na percepção respectiva de mulheres e homens para o assédio de natureza sexual, reiterando as diferenças para esse tipo de violência também no âmbito médico (Flaherty, 2019).

O ser-mulher na contemporaneidade

A partir dos dados apresentados sobre o adoecimento das discentes na formação médica, é oportuno lembrar que a situação da mulher ao longo da história mostra um permanente adoecimento, podemos assim dizer, no seu estar no mundo, apesar de todos os avanços alcançados pela mulher em termos de presença na vida acadêmica, profissionalmente e no que se refere à ocupação de cargos públicos. Entretanto, tais ditos avanços pouco dizem a respeito da igualdade de gênero e valorização da condição do ser mulher, sabendo-se que as mulheres ainda recebem salários mais baixos do que os homens, têm insuficiente participação em cargos públicos, nas disputas eleitorais, e, sobretudo, são frequentemente vítimas de violência. Segundo a Organização Pan-Americana da Saúde (OPAS, 2021), no período de 2000 a 2018, 1 em cada 3 mulheres em todo o mundo sofreu algum tipo de violência física e/ou sexual por parte do companheiro ou de terceiros durante a vida. Tal dado nos faz lembrar Butler (2016), referindo-se ao valor de certas vidas, nesse caso, a mulher: "se certas vidas não se qualificam como vidas ou, desde o princípio, não são concebidas como vidas dentro de certos marcos epistemológicos, tais vidas nunca serão consideradas, nem vividas, nem perdidas no sentido pleno de ambas as palavras" (p. 13).

No livro publicado pelo Ministério da Saúde, em 2019, consta o dado de que as mulheres brasileiras adultas (30 a 59 anos) que registraram episódios de violência nos serviços de saúde públicos têm chance 151,5 vezes maior de morrer por homicídio ou suicídio em comparação com a população feminina geral, sendo que homicídios e suicídios são responsáveis por 83% das mortes por causas externas em mulheres vítimas de agressões anteriores.

E, ainda, dados obtidos no mais recente Atlas da Violência (Cerqueira et al., 2021) mostram que, em 2018, a cada duas horas uma mulher foi assassinada no Brasil, totalizando 4.519 vítimas. Em 2019, 3.737 mulheres foram assassinadas no país, o que equivale a uma taxa de 3,5 vítimas para cada 100 mil habitantes do sexo feminino. Tal condição do ser-mulher na contemporaneidade não se reflete apenas nas mulheres da área médica, como revelado nos dados antes apresentados. Podemos dizer que essas mulheres representam, na formação médica, a parcela feminina que, fora desse contexto, sofre discriminações sexistas, com estas chegando até ao assassinato de mulheres.

A opressão sofrida pela mulher historicamente, tem sido bastante estudada e conhecida (Del Priore, 2000). Na sociedade patriarcal que atravessa a história, à mulher sempre coube um lugar de submissão, pouco reconhecimento e nenhuma autonomia. Foi somente a partir do início do século XX que a mulher passou a conquistar mais autonomia nas escolhas de vida, liberdade sobre o seu corpo, liberdade sexual e um tanto de visibilidade. No entanto, a despeito do reconhecimento de que mudanças aconteceram, ainda está longe de a mulher alcançar a condição de igualdade de gênero, haja visto os índices de violência, desigualdade de gênero em vários âmbitos, salariais e profissionais, na lida doméstica, discrepância salarial entre gêneros, concepções sociais dos papeis femininos etc., os quais denunciam que a opressão ainda existe e tudo indica que ainda está longe de acabar. Pela famosa frase da filósofa Simone de Beauvoir (1949) de que "ninguém nasce mulher: torna-se mulher", constata-se que ser mulher está para além de uma condição biológica e mais próximo de uma construção histórica e social.

Nesse sentido as ideias fenomenológicas hermenêuticas propostas pelo filósofo Martin Heidegger nos ajudam a pensar na direção da existência e do existir, que significa ser lançado ao mundo, este já constituído no seu horizonte histórico. Com isso, homem e mundo são inseparáveis, indicando uma condição de cooriginariedade entre eles, trazendo a ideia de que não basta conceber o ser mulher apenas como um ser biológico, mas como um *Dasein*, um ser-aí aberto ao mundo, o qual se constitui e se articula ao mundo e à sua historicidade. Entretanto, comumente, há um esquecimento da construção histórica do ser mulher. Quando partimos dessa ideia e nos afastamos de uma visão sedimentada da mulher, podemos refletir sobre as condições de mundo, de habitar, que tornam o ser mulher um ser mais vulnerável ao sofrimento, como no caso das discentes do curso de medicina. Como apresentado antes, estas sofrem assédio, são desvalorizadas em termos de desempenho pelo fato de serem mulheres, sofrem pela dificuldade de conciliar os papeis de mãe e profissional, já que socialmente se espera que a mulher se dedique exclusivamente ao primeiro papel, como dizem Azevedo e Dutra (2019): "É a sociedade patriarcal que coloca no destino da mulher a maternidade e a manutenção de uma família, e é essa lógica que incute nas mulheres tais sentidos como projeto, inscritos subjetivamente nas possibilidades de ser mulher socialmente" (p. 12).

Sobretudo, é importante lembrar que a formação médica ocorre numa Sociedade da produtividade, como diz Han (2017) em Sociedade do cansaço, em que as pessoas são demandadas pela exigência de produtividade, eficiência e rapidez. Na medicina, tal cenário se repete diante das novas tecnologias e avanços nos recursos científicos, o que cria nos profissionais e estudantes uma procura constante por melhores e mais modernos desempenhos profissionais, numa busca premente de se atualizar, a fim de alcançar sucesso, sem esquecer as mídias sociais, que nos últimos anos tem pautado modos de ser do homem contemporâneo (Milhano, 2021; Dutra, 2012; 2018; 2023).

Sobre a pesquisa

Retornando ao estudo objeto deste texto, na pesquisa foi utilizada uma estratégia de triangulação de métodos, que consiste na articulação das abordagens quantitativa e qualitativa. Com isso, a investigação consistiu em uma etapa quantitativa quando foi utilizado um questionário composto por 41 questões, sendo 39 fechadas e 2 abertas, com perguntas relacionadas aos hábitos de vida do participante, ao consumo de drogas, frequência do uso de drogas, à presença de ideias suicidas, realização de tentativas de suicídio, quantidade de tentativas realizadas, procura por tratamento psicológico e/ou psiquiátrico, vivência de estados depressivos, percepção própria quanto a iniquidades de gênero presentes na academia e curso médico, entre outras. Este instrumento já foi utilizado anteriormente em pesquisas realizadas por

Dutra (2005; 1998). E uma etapa qualitativa, com a utilização de entrevistas-narrativas, de acordo com Dutra (2002) e que ainda estão sendo realizadas com as alunas que se disponibilizaram a falar sobre a sua vivência em relação ao objeto da pesquisa.

A amostra foi constituída por alunos do curso de medicina da UFRN (Campus Central), numa população em torno de 600 alunos, com previsão de se trabalhar com uma amostra de 51% dos estudantes matriculados entre o primeiro e o décimo segundo períodos. Até momento foram aplicados 72 questionários e entrevistada uma médica recém-graduada. Para as entrevistas-narrativas, as alunas foram informadas sobre esse procedimento e convidadas a participar. Nesse tipo de procedimento a participante da pesquisa é convidada a narrar a sua vivência como acadêmica de medicina e a questão de gênero. Após a aplicação dos questionários, os dados foram lançados no SPSS (Statistical Package for Social Sciences). As respostas foram computadas e tratadas de forma quantitativa, em números brutos e percentuais. Em relação às entrevistas, estas são gravadas e posteriormente interpretadas à luz da psicologia fenomenológica-existencial, cujas ideias apontam para a importância dos significados e sentidos expressos nas narrativas dos entrevistados. Os participantes, antes de responderem ao questionário, leram e assinaram o TCLE, bem como as entrevistadas. A pesquisa foi aprovada pelo CEP-UFRN, CAEE 43358920.8.0000.5537.

Alguns resultados parciais

Participaram dessa etapa inicial 72 estudantes, sendo 32 do sexo feminino, 39 do masculino e 1 queer, estando a maioria deles com idades entre 21 e 24 anos (32 alunos).

Entre os estudantes, 78% deles, ou seja, 51 mulheres, vivenciaram uma fase de depressão, enquanto os do sexo masculino representaram 29,2%. À pergunta: "Você já tentou ou pensou em se matar?", 5 alunos do sexo masculino e 4 do sexo feminino responderam afirmativamente à alternativa "pensei e tentei". À questão: "Você já se sentiu ou se sente excluído(a) do meio acadêmico em função do seu gênero?", 4 pessoas do sexo feminino, 2 do sexo masculino e 1 queer responderam afirmativamente. À pergunta: "Você percebe algum entrave em sua formação ou avanço acadêmico em função do seu gênero?", 10 pessoas do sexo feminino e 1 pessoa queer responderam afirmativamente. Pelos resultados parciais obtidos, é possível ver a presença das mulheres na vivência de depressão e a questão do gênero contribuindo para dificuldades durante a formação. Um aspecto importante refere-se à TS, ato reconhecido pela literatura como mais cometido por mulheres, mas que neste estudo observa-se um número maior de estudantes do sexo masculino. Como a pesquisa ainda está em andamento, não é possível desenvolver reflexões ou discussões mais significativas a partir desses resultados, os quais foram apresentados com o intuito de ilustrar, ainda que minimamente, algumas respostas.

A seguir faremos breves comentários e reflexões de algumas narrativas de Luna (nome fictício), 25 anos, graduada em 2022, a respeito da questão de pesquisa:

> Houve mais incômodo quando a gente entrou em cenário de hospital. Muitas vezes, chefes e profissionais, na maioria homens, de especialidades masculinas, como cirurgia geral, existiam comentários machistas de perceber que a nossa opinião era menos válida. Principalmente comentários sexistas. Certos cenários, não vou dizer de assédio, mas de ser mais invasivo. As estudantes sabem, mas na

> medicina tem um comportamento de conformação, no sentido de não denunciar etc.... Porque existe uma questão hierárquica muito forte, de medo de retaliação.

A fala de Luna denota claramente a opressão sofrida pelas estudantes, no que concerne a uma desvalorização do seu trabalho, numa especialidade, como ela diz, masculina, como a cirurgia geral. Ou seja, observa-se a hegemonia do patriarcado, este que desqualifica o trabalho da mulher e tenta silenciá-la. Interessante também observar a existência do que poderíamos nomear como um "pacto" de silêncio entre alunas e professor, contribuindo, assim, para que a situação permaneça. Podemos pensar que provavelmente, para essas discentes, calar poderia ser menos doloroso do que o risco de sofrer retaliações, como a própria Luna relata. No excerto seguinte é possível observar que o temor de retaliação, a desvalorização e o pouco respeito às questões das alunas mulheres parecem ser frequentes na formação.

> Eu tive uma questão com um professor, ele era uma pessoa polêmica, foi uma questão de prova. No texto, o marido dizia que tinha mantido relação com a mulher dormindo. Eu acabei denunciando. Tivemos reunião com a chefia do departamento, tinha a prova como prova, levamos uma série de questões... e nada foi feito. Ele já tinha muitas denúncias, mas se dizia que ele já era velho, idoso.... ou seja, os alunos "passaram pano"... É como se existisse um acordo implícito de que ele não seria denunciado.

Essa fala desvela a naturalização do assédio, produto da cultura patriarcal que julga a mulher e na qual as próprias mulheres se veem culpabilizadas e silenciadas pelas estruturas sociais e institucionais. A cultura da violência, da naturalização do estupro, é mantida fora de discussão, ainda que dentro de um curso que tem como um princípio básico a manutenção da saúde e da vida. As estudantes, pelo relato de Luna, se veem quase que forçadas a serem coniventes com a situação para poderem sobreviver à estrutura institucional, o que significa silenciar, mais uma vez. Tal situação nos remete a Heidegger (1999), quando fala a respeito do poder-ser, próprio do *Dasein*, e que em determinadas situações, como aquela descrita acima, promovem a restrição da liberdade, o não-poder-ser, gerando, de certa maneira, o adoecimento, pela impossibilidade de ser e por conduzir o *Dasein* à impropriedade. Não por acaso as estudantes de medicina desenvolvem depressão, estresse, ansiedade e põem fim à vida, como visto nos estudos apresentados no início deste texto. Experiência semelhante às que vêm relatando surgem também na seguinte fala de Luna:

> *Trabalhei num Posto de Saúde logo que me formei e lá eu percebia um certo questionamento dos pacientes e da equipe. Colocavam o fato de eu ser jovem... eu não via isso acontecer com os médicos homens, eles não eram questionados.*

As narrativas em pouco tempo apresentadas aqui nos lembram que a inospitalidade do mundo é parte da condição humana, mas não é certo pensar que é possível universalizar, em termos ônticos, essa condição. É preciso reconhecer que o gênero para o ser mulher gera uma vulnerabilidade que é vista ao longo da história e que se perpetua na atualidade, em pleno século XXI, quando testemunhamos a cultura do estupro, o feminicídio e a desigualdade de gênero em vários âmbitos, como nos salários, na divisão de tarefas dos papeis sociais, e nas relações profissionais, como no relato de Luna. Tais considerações nos levam a questionar:

O que podemos pensar acerca do horizonte histórico?

Os breves relatos de Luna nos convocam a pensar sobre o horizonte histórico da época em que vivemos. Segundo Heidegger (2010), estaríamos vivendo na era da técnica, na qual somos norteados pelo pensamento que calcula, que objetiva e que nos leva a deixar de pensar sobre o sentido das coisas. A era da modernidade, das sociedades capitalistas, propõe o imediatismo, a eficiência e a objetificação das experiências. Vivemos numa "Sociedade líquida", como quer Bauman (2007), e do espetáculo, como nomeia Debord (1997), ao se referir à "Sociedade do espetáculo". Todas essas determinações do nosso tempo favorecem o sofrimento, o vazio, o tédio, a depressão e o desejo de não mais viver. Considerar o horizonte epocal nos ajuda a compreender os sofrimentos manifestados pelas mulheres estudantes de medicina, numa formação atravessada por todas as questões epocais que constituem as nossas histórias e, também, os nossos sofrimentos. Sim, a sobrecarga de estudos e tarefas práticas, o assédio moral, psicológico e sexual, a desqualificação da carreira pelo fato de ser mulher, os entraves na formação pela questão de gênero e outros aspectos vistos nesse texto, nos dizem que não é suficiente listar as questões técnicas e objetivas de uma formação médica. É necessário igualmente se questionar em que contexto de mundo se dá essa formação. Quais as demandas e pressões sofridas pelo ser humano, principalmente as mulheres, numa sociedade que, historicamente, cultiva a ideia de que a mulher é um ser de menor significância, cujo destino já fora determinado historicamente.

Com isso, apontamos em direção a uma visada que considere a existência das mulheres que põem fim à própria vida, que tentam morrer ou aquelas que transformam o seu sofrimento existencial em um "transtorno psiquiátrico" como a depressão, ansiedade ou estresse, entre tantas outras manifestações do mal-estar que acometem as mulheres. Não temos dúvidas de que é preciso que olhemos para essas questões com mais compreensão, tentando situar a mulher no horizonte epocal em que os modos de ser mulher se constituem e existem. Quem sabe um olhar dessa natureza nos ajude a compreender o sofrimento existencial não como uma doença a ser curada, mas como uma condição da existência humana a ser compreendida. Esperamos que este estudo e as reflexões postas aqui contribuam para que um horizonte de possibilidades compreensivas se abra sobre o tema discutido e, assim, possamos nos debruçar sobre o sofrimento de estudantes de medicina mulheres com um olhar que também vislumbre o mundo contemporâneo e as suas determinações sobre as existências.

Referências

Azevedo, A, & Dutra, E. (2019). Era uma vez uma história sem história: pensando o ser mulher no Nordeste. *Pesquisas e Práticas Psicossociais,* 14(2), 1-14.

Bauman, Z. (2007). *Tempos Líquidos.* (Carlos Alberto Medeiros Trad.). Rio de Janeiro: Zahar.

Beauvoir, S. (1949/1980). *O segundo sexo.* Rio de Janeiro: Editora Nova Fronteira.

Butler, J. (2016). *Quadros de Guerra: Quando a vida é passível de luto?* (2 ed.). Rio de Janeiro: Civilização Brasileira.

Cerqueira, D. *et. al* (2021). *Atlas da Violência* 2021. São Paulo: FBSP.

Debord, G. (1997). *A sociedade do espetáculo.* Rio de Janeiro: Contraponto.

Del Priore, M. (2000). *Mulheres no Brasil colonial.* São Paulo: Contexto.

Dutra, E. M. S. (1998). *Ideação e Tentativa de Suicídio entre estudantes de Psicologia.* Relatório de Pesquisa apresentado à PPP/UFRN.

Dutra, E. M. S. (1998). Características epidemiológicas do suicídio de jovens de 10 a 24 anos no RN. *Resumos de Comunicações Científicas.* Reunião Anual de Psicologia, Ribeirão Preto, Sociedade de Psicologia de Ribeirão Preto.

Dutra, E. (1999). O Psicólogo de Saúde Pública e as práticas preventivas relacionadas ao suicídio. *Psico, 30*(1), jan/jun. Porto Alegre, Faculdade de Psicologia, PUC-RS, 87-97.

Dutra, E. (2002). A narrativa como uma técnica de pesquisa fenomenológica. *Estudos de Psicologia (Natal), 7*(2), 371-378.

Dutra, E. (2005). Ideação e tentativa de suicídio entre estudantes de medicina da UFRN e profissionais de saúde da rede pública de Natal. In Borges, L. O. (Org.). *Os profissionais de saúde e seu trabalho* (281-298). São Paulo: Casa do Psicólogo.

Dutra, E. (2012). Suicídio de Universitários: O Vazio Existencial de Jovens na Contemporaneidade. *Estudos e Pesquisa em Psicologia, 12*(3), 924-937.

Dutra, E. (2018). Suicídio e Desassossego: pensamentos sobre morte voluntária em tempos de técnicas. *In* Dutra, E. (Org.). *O desassossego humano na contemporaneidade* (46-76). Rio de Janeiro: Via Verita.

Dutra, E. (2023). Suicídio de adolescentes e mídia social: reflexões fenomenológico-hermenêuticas. *In* Bertolucci, A. *et al.* (Org.). *Suicídio: ditos e interditos.* Rio de Janeiro: Via Verita.

Flaherty, S. M., Scott-Vernaglia S., Taveras E., & Israel, E. (2019) Psyche meets the gatekeepers: creating a more humane culture for women in medicine. *Acad Med. 94*(11),1665. http://dx.doi.org/10.1097/acm.0000000000002766.

Gracino, M. E., Zita, A. L. L., & Mangili, O. C. (2016). A saúde física e mental do profissional médico: uma revisão sistemática. *Saúde debate*, [*S. l.*], 244-263, 2 set.

Han, B-C. (2017). *Sociedade do cansaço* (2 ed.). Petrópolis: Vozes.

Heidegger, M. (1999). *Ser e Tempo* (Vol. I e II, 8 ed.). Petrópolis: Vozes. (Edição original 1927).

Heidegger, M. (2010). *Ensaios e conferências* (6 ed.). Petrópolis: Vozes. (Edição original 1954).

Meleiro, A. M. A. S. (1998). Suicídio entre médicos e estudantes de medicina. *Revista Da Associação Médica Brasileira, 44*(2), 135–140. https://doi.org/10.1590/S0104-42301998000200012

Mello, M. F., & Abreu, A. (1990). Tentativas de suicídio no pronto-socorro: avaliação de uma experiência e propostas. *Temas: Teoria e prática do psiquiatra, 20*(39), 192-201.

Milhano, Â. (2021). Imagem, existência e autenticidade no contexto dos *social media*: uma reflexão hermenêutico fenomenológica. *Trans/Form/Ação, 44*(spe), 231-250, Dossier Técnica. https://doi.org/10.1590/0101-3173.2021.v44dossier.12.p231

Ministério da Saúde. (2019). Saúde Brasil 2018. *Uma análise da situação de saúde e das doenças e agravos crônicos*: desafios e perspectivas. Brasília: Departamento de Vigilância de Doenças e Agravos Não Transmissíveis e Promoção da Saúde.

Miranda, P. S. C., & Queiroz, E. A. (1991). Pensamento suicida e tentativa de suicídio entre estudantes de Medicina. *Revista ABP-APAL, 13*(4), 157-160.

Moreira, S. T., Vasconcellos, R. L. S. S., & Heath, N. (2015). Estresse na Formação Médica: como Lidar com Essa Realidade? *Revista Brasileira de Educação Médica 39*(4), 558-564. https://doi.org/10.1590/1981-52712015v39n4e03072014

OMS - World Health Organization. (2019). *Suicide*. Genebra. Recuperado de: https://www.who.int/news-room/fact-sheets/detail/suicide

Organização Pan-Americana de Saúde. OPAS/OMS (2021). *Violência contra a mulher.* Retirado de: https://www.paho.org/pt/topics/violence-against-women

Pacheco, J. P. *et al.* (2017). Mental health problems among medical students in Brazil: a systematic review and meta-analysis. *Brazilian Journal of Psychiatry, 39*(4), 369-378. https://doi.org/10.1590/1516-4446-2017-2223

Pereira, L. H. M. (2020). Suicídio e transtorno depressivo entre médicos e estudantes de medicina: um recorte de gênero. *Psychiatry on line Brasil, 25*(4). https://doi.org/10.1590/1981-52712015v40n4e00262015

Pereira L. H. M., & Moreira S. N. T. (2022). Adoecimento psíquico, assimetrias de gênero na Medicina e necessidade de intervenção: uma revisão de literatura. *Interface* (Botucatu). 2022: 26. https://doi.org/10.1590/interface.210426

Pospos, S. *et al.* (2019). Gender differences among medical students, house staff, and faculty physicians at high risk for suicide: A HEAR report. *Depression and Anxiety*, [*S. l.*], p. 1-19, 13 abr.

Puthran, R., Zhang, M. W. B., Tam, W. W., & Ho, R. C. (2016). Prevalence of depression amongst medical students: a meta-analysis. *Medical Education in Review*, [*S. l.*], 456-468, 15 jul.

Scheffer, M. C., & Cassenote, A. J. F. (2013). A feminização da medicina no Brasil. *Revista de Bioética*, [*S. l.*], 268-277, 21 ago.

WHO (2017). World Health Organization. *Preventing suicide: a global imperative.* Geneva: World Health Organization. http://apps.who.int/iris/bitstream/10665/131056/1/9789241564779_eng.pdf?ua=1&ua=1

7

Da escuta ao diálogo: a psicoterapia como possibilidade de resgate das relações

Saleth Salles Horta

Que minha solidão me sirva de companhia.
Que eu tenha a coragem de me enfrentar.
Que eu saiba ficar com o nada
e mesmo assim me sentir
como se estivesse plena de tudo.
Clarice Lispector

Ser humano é ser relacional. Mas, lamentavelmente, as relações têm se tornado escassas. Estamos vivendo um processo gradativo de desumanização, em virtude de um avanço das comunicações que dificulta ou impede o relacional. O homem vive uma fase em que as comunicações ocorrem em velocidade máxima, sem tempo e profundidade para acontecerem encontros genuínos entre as pessoas. Então, ele experimenta solidão, mesmo em meio à multidão, o que pode provocar um recolhimento a si mesmo por não ser ouvido, entendido, compreendido, amado. Ora, o ser humano está inserido em um campo de energia, faz parte de um todo. Como afirma Ribeiro (1998, p. 32): "Seres humanos e sociedade constroem-se mutuamente". Logo, um afeta e influencia o outro. O homem não é, por natureza, um ser para ser só. Assim, pode não suportar a solidão e adoecer.

Por definição, solidão é o estado de quem se acha ou se sente desacompanhado ou só. Estar rodeado de pessoas e se comunicando não é sinônimo de completude. A pessoa pode estar em sofrimento, em desamparo, ou até depressiva quando vive em um ambiente pobre de encontros.

Hycner (1995) nos aponta que a ênfase dada às comunicações, sobretudo às modalidades diversas que a internet oferece, obscurece a dimensão central da esfera relacional e provoca distanciamento entre as pessoas. É impossível viver de forma saudável somente nas comunicações, quando somos privados das relações. Estamos imersos no mundo da técnica, podemos ser substituídos e isolados rapidamente. Logo, estamos sujeitos ao sofrimento por solidão e adoecimento psíquico.

Para Martin Buber (citado por Zuben, 2003, p. 117): "O homem não é um ser para si. Ele é essencialmente um ser no mundo". Esse autor sustenta a visão de homem como um ser relacional. Sugere que a criança já apresenta um instinto relacional ao longo da gestação e diz que ela já nasce em movimento de procura pelo outro: "O bebê humano nasce ávido de ser encontrado e acolhido" (Buber citado por Zuben, 2003, p. 130). É a partir do encontro com a mãe que a criança se torna um EU e forma a sua identidade. Ou seja, o "eu" está condicionado pela relação, no plano existencial. Nesse sentido, Hycner (1995) afirma: "a realização existencial do homem se faz como um ser em relação com o mundo" (p. 117). O autor ressalta que "não somos seres isolados. Somos parte de uma totalidade maior da existência e estamos conectados uns aos outros" (Hycner, 1995, p. 81).

Logo, ao se perceber desconectado emocionalmente, o homem se sente só e sofre. Porque o relacional não acontece somente se comunicando. Quando perde essa dimensão, a pessoa pode cair no vazio existencial, na falta de sentido de vida. Não temos relações. Fazemos relações e somos relacionamento, o que é possibilitado pelo diálogo.

Por definição, diálogo é a fala em que há interação entre dois ou mais indivíduos. Popularmente, diz-se que existe diálogo quando duas pessoas falam. Mas não se restringe a isso. A palavra perpassa através do diálogo, não quando duas pessoas falam, mas quando cada uma escuta o que foi dito e, então, se escuta. Ou seja, o diálogo é composto de fala e escuta. E está estruturado sobre um tripé: o assunto (o conteúdo da fala), a escuta do outro e a escuta a si mesmo.

Como afirma Amatuzzi (1989): "Ao falar, sempre falo algo. Mas também falo a alguém, com uma intenção, e defino nesse ato em relação a mim. E ainda, ao falar eu me falo" (p. 19). Ou seja, quando falo a alguém, falo a mim mesmo. Esse autor nos apresenta as diversas dimensões da fala, classificando-as como: "falas faladas, falas falantes, falas secundárias, dando maior destaque às falas primárias ou originais, como falas portadoras do ser" (Amatuzzi, 1989, p. 125). Pode-se observar, em plena era das comunicações, que as falas têm se tornado "faladas", rasas, práticas ou muito objetivas. Todos falam e ouvem. Mas a escuta nem sempre acontece. Não há tempo nem disponibilidade de uma pessoa para a outra, mesmo em se tratando de convivência constante ou grande proximidade física.

No acontecer do diálogo, encontra-se, necessariamente, a dimensão do tempo, que é dada pela espera, a qual é fundamental para a escuta. Pode-se perceber claramente, nas discussões intensas e acaloradas, nos debates, quando um fala e o outro não espera, porque não dispõe de tempo, não se interessa e não se oferece para escutar. Mal termina a fala de um, o outro já está em posição de alerta, muitas vezes com a resposta pronta, sem sequer refletir sobre o que ouviu, porque não escutou.

A escuta genuína requer interesse, tempo e espera. Quando o oponente não é escutador, ele pensa a resposta enquanto ainda está ouvindo. Só ouve e não escuta. Não processa, para não perder tempo e lançar logo, ao ar, aquilo que quer falar. Não consegue escutar, pela dificuldade de entender o que realmente significa o diálogo. Ou seja, despeja o que nem foi processado, porque não se deu tempo nem para escutar e nem para processar o que escutou. Aquele tempo que a pessoa precisa produzir em si mesma, para elaborar e, então, responder. Tempo que possibilita olhar para si, para o seu interior, à espera do que vem de si e do outro. A escuta não pode, portanto, ser uma reação imediata. Precisa ser processada.

E, nessa era da ansiedade que acomete o mundo todo, quase sempre atropelamos e somos atropelados no processo da escuta. O outro também não se escuta e não se dá tempo para escutar aquele que está falando.

Podemos perceber que as relações que estamos construindo pedem-nos "gastar tempo". Outras nos fazem "perder tempo". Algumas pessoas costumam dizer "não quero desperdiçar meu tempo", ao se referirem a uma solicitação de conversa. E, assim, acontecem os desencontros, consequentemente, a solidão e o adoecimento.

Para que haja encontro, é preciso diálogo autêntico, escuta e doação de si. Portanto é preciso *empreender o tempo*, o que é diferente de gastar tempo e diferente de perder tempo. É necessário assumir um relacionamento sério com as palavras e desenvolver a habilidade de escutar. Para isso, é fundamental acreditar que as palavras podem ser portadoras do ser. Elas são a única forma possível de acontecer o ser. Então, escutar requer um empreendimento. Empreender, neste contexto, quer dizer: apostar no outro, decidir realizar a escuta, pôr em execução o diálogo, acreditar num possível encontro e se doar. Entregar-se verdadeiramente ao diálogo. Parece simples. Mas é muito complexo e abrangente, razão pela qual muitas pessoas optam pelo silêncio.

Dialogar pode ser impossível para alguns. Quantos casamentos terminam, não pelas discussões ou brigas, mas pelo silêncio. Pelo que não foi dito e ficou acumulado, escondido e acaba explodindo ou implodindo em mágoas e ressentimentos. E, então, a relação se torna inviável. Muito comum o parceiro não entrar em discussão, não suportar "discutir relação" e acabar em monólogo. O verdadeiro diálogo pressupõe uma dose de boa vontade e entrega ao desejo de se relacionar, de encontrar o outro. É preciso conversar, principalmente, quando ocorre qualquer desentendimento entre duas pessoas.

O dito popular, "é conversando que a gente se entende", foi tomado como lema pela Assembleia Legislativa de Minas Gerais (2023) ao destacar a importância do "conversar" para resolver conflitos. Popularmente, o diálogo é repetidamente sugerido. No entanto, não acontece sempre, numa convivência do dia a dia. O monólogo é muito mais comumente praticado, principalmente entre as famílias, sobretudo entre pais e filhos, o que se torna uma falta irreparável, responsável por grande parte do adoecimento psíquico. Faber e Mazlish (2009, p. 15) propõem uma reflexão contínua com a pergunta: "como falar para seu filho ouvir e como ouvir para seu filho falar?". Os autores sugerem que muitos sintomas são produzidos por falas não faladas, ou não ouvidas, por violências psicológicas sofridas em silêncio, sobretudo na infância, as quais acabam sendo expressas pelo corpo em forma de sintomas ou doenças, no decorrer de toda a vida adulta.

Afirma Hycner (citado por Hycner & Lynne, 1997, p. 101): "Defino a psicopatologia como resultado de um diálogo abortado prematuramente". Segundo esse autor, de tanto não ser escutada, a voz da pessoa se volta tragicamente, em monólogo, para o seu interior, o que pode causar um adoecimento psíquico. Tal afirmativa nos leva a um outro olhar sobre a importância e a prática do diálogo.

O Diálogo em psicoterapia

Em se tratando de um contexto psicoterápico, o diálogo apresenta especificidades e peculiaridades que requerem dos profissionais um preparo, uma fundamentação e um cuidado especial. Não é tão simples e espontâneo como em um colóquio comum entre pessoas. Aqui, a proposta é um diálogo que parte de uma intencionalidade (consciência, intenção e direção) e da busca de promover cura, portanto, de um cuidado com o outro. O paciente precisa falar para si mesmo, para se escutar. Logo, a escuta do psicoterapeuta propicia o encontro do outro (o paciente) consigo mesmo.

O diálogo é comum a todas as abordagens psicoterápicas. Desde Sigmund Freud, a fala e a escuta têm um lugar em todas as psicoterapias. No entanto, ocorrem em acordo com a postura adotada, a qual é formada segundo os pressupostos básicos que fundamentam a abordagem escolhida, norteada pela visão de homem, pela fundamentação filosófica e teórica, as quais são específicas de cada abordagem. Em se tratando da abordagem fenomenológica existencial, e em destaque a Gestalt-terapia, o foco se volta para a relação. Dessa forma, a psicoterapia é centrada na relação. Considera-se que o ser é construído e também adoecido nas relações. A psicoterapia relacional aponta, como possibilidade de recuperação do diálogo, ressignificação da imagem de si e do mundo e retomada do ser verdadeiro e saudável. Assim, é tarefa do psicoterapeuta ajudar a pessoa a entrar em contato com a sua vida interior, revelando-a e incorporando-a o mais plenamente possível. Portanto, é sua tarefa promover o diálogo a partir da escuta.

A escuta fenomenológica vai além da escuta comum, pois requer uma postura que está fundamentada pela fenomenologia. Um psicoterapeuta se entrega a escutar o outro, portanto, não se volta para julgamentos, interpretações ou críticas, as quais seriam fruto do ouvir a si mesmo e não ao paciente. Ao se entregar a escutar o outro, acredita que o fenômeno vai se desvelar por si, não deverá ser abortado. Cada pessoa se desvela como pode, no seu tempo, na sua singularidade. Jamais no tempo do terapeuta. Esse processo se dá como num trabalho de parto, no qual o(a) parteiro(a) somente pode ajudar e esperar pelo nascimento. No acontecer de um parto, não se deve arrancar o bebê. Ele nasce. No processo psicoterapêutico, nasce o Ser do Ser que ali se mostra. Eis o fazer fenomenológico. Fazer este que pressupõe a conversão filosófica e teórica, bem como a formação pessoal do psicoterapeuta em acordo com a abordagem com a qual se identifica. Como afirmamos, as psicoterapias têm em comum o diálogo e a escuta. Aqui estamos falando de escuta fenomenológica.

Edmund Husserl (citado por Cardoso, 2018, p. 33), considerado o pai da fenomenologia, desenvolveu o método fenomenológico como meio de investigação descritiva e compreensiva, não explicativa. O fazer fenomenológico passou a examinar a experiência vivida e a compreensão de seus significados. Um modo de conhecer que prima pelo encontro "sujeito-mundo", portanto, relacional. Na relação estabelecida a partir do encontro, o ser se dá a conhecer. Ales

Bello (2006, p. 18) afirma que "as coisas se mostram a nós. Nós é que buscamos o significado, o sentido daquilo que se mostra". Kant, citado por Mosé (2011), "chama de fenômenos as coisas que aparecem e que se submetem à nossa faculdade de conhecer" (p. 141). Logo, o ser que se mostra no encontro psicoterápico é o fenômeno. Qual é o caminho para conhecer o ser? Métodos são caminhos. Nessa proposta, os principais caminhos para conhecer o ser são a escuta e o diálogo.

Vários teóricos tomaram o método fenomenológico como sustentação. Citamos aqui aqueles que muito contribuíram para o trabalho clínico nas abordagens que compõem a terceira força, sobretudo a Gestalt-terapia.

Maurice Merleau-Ponty (citado por Coelho Jr & Carmo, 1991), foi um Filósofo da existência, do corpo, um Fenomenólogo da percepção. Ele trouxe o método fenomenológico de Husserl para a clínica psicoterápica. Partiu da psicologia da percepção para a fenomenologia da existência. Aplicou o método fenomenológico na psicoterapia e destacou a importância da escuta que propicia o diálogo e amplia a percepção de si como ser no mundo com os outros.

Martin Buber (citado por Zuben, 2003, p. 63-66), Fenomenólogo da Existência, desenvolveu a Filosofia do Diálogo e da Relação. Valorizou o encontro propiciado pela escuta fenomenológica. E afirmou que, ao ser escutado, o outro responde. Logo, a escuta genuína provoca o fenômeno da resposta. Se me ofereço ao outro, ele responde.

Esses teóricos aqui citados trouxeram o método fenomenológico para a psicoterapia e inúmeras contribuições efetivas para o desenvolvimento do processo psicoterápico.

A Fenomenologia surge como um método de conhecer e compreender que prima pelo encontro e nos leva a mudar o foco de nosso olhar para o ser que se mostra, e não para a pessoa doente. Tal como afirmam Hycner e Lynne (1997, p.

39): "O pressuposto mais importante para o aparecimento do diálogo é que cada um deverá olhar o parceiro como a pessoa que é". Essa proposta nos convida a ver a pessoa e não os sintomas. Convida-nos a escutar, a empreender um tempo, o tempo de espera, o qual nos solicita um posicionamento como presença e doação. O ouvir é espontâneo. Mas o escutar nos pede a entrega e a espera serena e sincera. Nesse sentido, diz Grygiel (2017):

> Acolher e doar constituem a natureza da pessoa ou a sua essência, entendida como "*princípio agendi*". A pessoa, então, é um acontecimento de revelar-se mutuamente, uma à outra. Nesse revelar-se se constitui o "nós" em que habitamos, que é amor e morada. E nessa casa se fundamenta a justiça delas e, então, a moral delas. A doação de si chama e ao chamar, intima a pessoa chamada a ser dom, a doar-se, também. (p. 114).

Logo, pode-se pensar em doação de si e de seu tempo para o outro, como estímulos que possibilitam o acontecer do ser em psicoterapia, o qual se manifesta nas diversas formas de expressão através do diálogo, inclusive pelas "falas" corporais que aparecem, mesmo que a pessoa esteja em silêncio.

Se o psicoterapeuta apresenta disponibilidade e serenidade, será surpreendido pelo inesperado, que vem no desvelamento. A pessoa se desvela e se revela, ao poder contar a sua história. É o que constitui a relação dialógica em psicoterapia. Segundo Delacroix (2022), dessa relação dialógica, surge uma terceira história: "da relação entre si e o outro, a partir da história do terapeuta no encontro com a história do paciente, surge a terceira história, coconstruída pelo par psicoterapeuta/cliente" (p. 71). Então uma história é lentamente tecida a dois, na relação.

Em consonância, diz Lobb (2023): "Entre cliente e psicoterapeuta surge uma relação única, irrepetível, na qual se modificam as percepções recíprocas e desenvolvem-se os padrões do passado com vistas a melhorar essa relação, não aquelas do passado" (p. 52). Ou seja, é o encontro real entre duas pessoas que produz o processo terapêutico. Tal encontro não deverá ser fruto de uma programação. A presença do psicoterapeuta será espontânea, será doação, será entrega. Não é estar passivo nem ativo: é estar em posicionamento. Todos os seus sentidos estarão voltados para o ser que se mostra, sempre um mistério a ser revelado. Ele espera pela pessoa nova que surge no encontro.

Nesse sentido, afirma Cardella (2017): "O sagrado pode nos visitar quando temos olhos para ver, quando nossos sentidos estão abertos. É quando podemos experimentar encantamento, alegria, maravilhamento" (p. 20). De fato, é a partir da contemplação e da espera que o silêncio se rompe em palavras. O ser se revela e se mostra, para além de uma terceira história, construída a dois, a partir do diálogo.

Fica clara, então, a necessidade de uma escuta atenta e cuidadosa, despida, o mais possível, de preconceitos e julgamentos: a escuta fenomenológica. Um processo que se inicia e se estabelece a partir do primeiro olhar. O olhar curioso e encantado de um psicoterapeuta. E, então, configura-se um encontro e a possibilidade de resgate da condição saudável de ser no mundo. Fazer terapia é tecer, a dois, com o fio das palavras, um caminho em direção ao outro mundo do paciente, o mundo interior. É o diálogo em acontecimento.

Por ser um diálogo processual, faz-se necessário considerar a dimensão do tempo em psicoterapia. Afirma Delacroix (2022): "Toda relação é uma história a caminho de elaboração, uma temporalidade histórica em processo"

(p. 395). Então, uma temporalidade curativa e terapêutica, que acontece em um contexto psicoterapêutico e é diferente daquela que ocorre em um diálogo informal. É importante considerar a dimensão do tempo, em suas várias apresentações, no contexto da psicoterapia:

— O tempo da pessoa que fala é singular. Cada um necessita de um tempo para escutar, processar, perceber e significar a sua própria existência. Isso deve ser considerado e respeitado;

— o tempo do silêncio, o qual não deverá ser interrompido, e sim esperado. Em seu silêncio, o paciente pode estar processando algo, em reflexão. Mas pode estar também se protegendo, por não se encontrar pronto para se ouvir ou para revelar o que ainda não foi dito;

— o tempo para trazer a sua história, a temporalidade vivida: passado e futuro numa dádiva ao presente, aqui e agora. Como disse Merleau-Ponty (1999, p. 550): "O tempo é semelhante a um rio, ele escoa do passado em direção ao presente e ao futuro. O presente é consequência do passado, e o futuro é consequência do presente". Esse rio escoa no seu ritmo. Cada pessoa se manifestará, no ato de se revelar, de uma forma única e singular;

— o tempo de duração do processo psicoterapêutico. Em abordagens fundamentadas pela fenomenologia, considera-se que o *fenômeno se mostra por si mesmo*. O que fundamenta a postura do terapeuta, a qual é baseada na crença de que: *do outro nada sei*. Então, somente o cliente poderá definir seu tempo de psicoterapia e quando poderá interromper ou terminar, de fato, o seu processo. Cabe ao psicoterapeuta abrir campo para reflexão, mas a decisão de interrupção ou término deverá ser do paciente;

— o tempo da sessão de psicoterapia ("a hora de 50 minutos"?). A duração de cada encontro é uma realidade a ser cumprida. Cada encontro terá uma duração previamente definida, em acordo com o paciente. Porém, o processo do cliente não termina em apenas uma hora de encontro, continuará em elaboração, até que ele volte para outro encontro. Pode acontecer que ele retorne com o mesmo tema. Será escutado como se estivesse iniciando. A psicoterapia é um processo que não pode ser determinado ou calculado. Cada sessão é continuidade. E a elaboração interna do paciente continuará em seu ritmo, tanto em sessão episódica quanto sequencial;

— o tempo do terapeuta é objetivamente combinado. Mas, subjetivamente, ele empreende seu tempo, à espera do processo do outro, em sua escuta a si mesmo. Disse Merleau-Ponty (1999): "Encontramos o tempo no caminho da subjetividade" (p. 549). E o movimento interno não pode ser comparado, pois é subjetivo e singular.

Importante ressaltar que se trata de um processo profundo, que traz o inusitado, o qual pode acontecer ou não, independentemente de nossa torcida ou desejo, mas na velocidade interior, no tempo de cada um. Depende da presença e doação do psicoterapeuta, uma presença em posicionamento, que provoca o outro. Presença amorosa. Ser e estar por amor faz toda a diferença. O amor é que possibilita a crença e a espera. Então, juntos seguirão por caminhos desconhecidos, em direção a um mundo que ainda não existe. Não é preciso empurrar e nem forçar a caminhada. Diz Buber (citado por Zuben, 2003): "Encontramos o outro, não pela procura, mas pela gratuidade" (p. 34). Se realmente acreditarmos que o fenômeno se mostra por si mesmo, conseguiremos ter serenidade para esperar o acontecer do Ser.

Concluindo, se um diálogo informal já requer a escuta do outro para propiciar a escuta a si mesmo, o diálogo em psicoterapia vai muito além. Requer uma escuta, uma entrega diferenciada. Alguém se faz fundo para que o outro seja figura. Essa doação vai além do profissional. Ela se constitui em um ato de amor humano. Um amor que conduz, mas não se sabe para onde.

Como diz Jacobs (citado por Hycner & Lynne, 1997, p. 69): "A humanidade de uma pessoa somente se manifesta numa relação dialógica". Se nos oferecemos ao outro pela presença e pela escuta, ele se revela, o que possibilita o surgimento de um ser a ser comunicado, um poema a ser escrito, na musicalidade da fala, na sutileza da expressão corporal. Todos os nossos sentidos se voltam para a beleza da revelação na arte de expressar a própria vida.

Dom de Doar

A você
Eu me entrego
Estou presente
Me faço presença
Me ofereço
Sou doação
Escuto
Lentamente, você se desvela
E se revela
Um ser a ser comunicado
Um poema a ser declamado
Na melodia da fala
Na sutileza da expressão corporal
Na arte de dançar
A dança da vida.

(Saleth Salles Horta)

Referências

Ales Bello, A. (2006). *Introdução à fenomenologia*. Bauru: Edusc.

Amatuzzi, M. M. (1989). *O resgate da fala autêntica*. Campinas: Papirus.

Cardella, B. H. P. (2017). *De volta para casa*. Amparo: Ed. Foca.

Cardoso, C. L. (2018). Apontamentos sobre a utilização do método fenomenológico na psicoterapia. *In* Giovanetti, J. P. (Org.). *Fenomenologia e Psicologia Clínica*. Belo Horizonte: Ed. Artesã

Coelho Jr, N., & Do Carmo, P. S. (1991). *Merleau Ponty: Filosofia como corpo e existência*. São Paulo: Ed. Escuta.

Delacroix, J. M. (2022). *A terceira história: A estética da relação terapeuta-paciente*. Macaé: Ecovie Edições.

Faber, A., & Mazlish, E. (2009). *Irmãos de rivalidade*. São Paulo: Ed. Summus.

Grygiel, S. (2017). Experiência primordial. In Mahfoud, M. *Quem sou eu?* Belo Horizonte: Ed. Artesã.

Hycner, R. (1995). *De pessoa a pessoa*. São Paulo: Ed. Summus.

Hycner, R., & Lynne, J. (1997). *Relação e cura em gestalt-terapia*. São Paulo: Ed. Summus.

Lispector, C. *Frases de Clarice Lispector*. Recuperado de https://kdfrases.com/frase/98033.

Lobb, M. S. (2023). *Do agora ao que está por vir na psicoterapia: A gestalt-terapia recontada na contemporaneidade*. Belo Horizonte: Ed. Artesã.

Merleau-Ponty, M. (1999). *Fenomenologia da percepção* (2 ed.). São Paulo: Ed. Martins Fontes.

Mosé, V. (2011). *O homem que sabe* (2 ed.). Rio de Janeiro: Ed. Civilização Brasileira.

Ribeiro, W. F. R. (1998). *Existência/Essência*. São Paulo: Ed. Summus.

Zuben, N. A. V. (2003). *Martin Buber: Cumplicidade e diálogo*. Bauru: Ed. Edusc.

8

Recriar a linguagem para devolvê-la ao deixar-ser

Maria Madalena Magnabosco

Pensar a análise existencial no tempo histórico da contemporaneidade, o qual é povoado por inúmeras técnicas que prometem — através de algoritmos — a procura e tradução de informações, como se essas fossem conhecimento reflexivo, implica em explicitarmos do que e de quem somos contemporâneos.

Segundo Agamben (2009), no livro *O que é ser contemporâneo*:

> A contemporaneidade é uma singular relação com o próprio tempo, que adere a este e, ao mesmo tempo, dele toma distancias; mais precisamente, essa é a relação com o tempo que a este adere através de uma dissociação e um anacronismo. Aqueles que coincidem muito plenamente com a época, que em todos os aspectos aderem perfeitamente, não são contemporâneos porque, exatamente por isto não conseguem vê-la, não podem manter fixo o olhar sobre ela. (Agamben, p. 59).

Assim, para este autor, a contemporaneidade é uma espécie de dobra, uma inflexão singular presente na relação do sujeito com o próprio tempo.

> Vivemos uma época da dimensão repetitiva dos cronômetros, em que o tempo disciplinar parece ser o grande responsável por delimitar tudo em nossas vidas. Esta prevalência do tempo cronológico produz formas de subjetivação duramente marcadas pela anestesia da existência. (Agamben, 2009, p. 65).

Nesse sentido, é correto afirmar que nossa sociedade se apresenta como uma alegoria das santificações da imobilidade, ou seja, nela são produzidas apenas vivências insignificantes e limitadoras em relação ao tempo. (Agamben, 2009).

Essa supressão e limitação das vivências no mundo algorítmico em que estamos inseridos é o que se denomina mundo técnico.

As referências que o homem estabelece em sua existência estão perpassadas pela técnica, tanto no que diz respeito aos produtos técnicos como também à padronização de pensamento consolidada através da opinião pública. Não temos como negar este mundo, pois nele estamos inseridos. Entretanto, necessitamos de uma decisão que ultrapassa o poder do homem que, sendo finitude, já está sempre circunscrito em uma totalidade, não tendo, assim, um poder absoluto sobre as percepções do mundo.

Essa ilusão de abarcar o todo é fornecida ao homem através do pensamento calculador e é assim que o homem só consegue ver as coisas a partir de oposições e exclusões, o que o leva a proceder sempre com radicalismo diante das situações.

Sendo impossível desvincular-se do mundo da técnica, o homem aderiu a ele de forma irrefletida; ou seja, encontra-se seduzido por produtos, cálculos e rendimentos que trazem cada vez mais ilusão de conhecimento e controle sobre sua vida.

A adesão à técnica e sua submissão a partir dela se faz através do próprio homem, impedindo-o de perceber o seu lugar no mundo e conduzindo-o pela perspectiva da posse, do cálculo, do sucesso e da aquisição de produtos.

Utilizando o referencial do existencialismo de Heidegger (1994), ele afirma que não pretende conduzir o homem para uma independência do mundo técnico e nem de negá-lo. A questão não é a exclusão, os opostos sim ou não. "Trata-se de ver as coisas a partir da relação mesma; ou seja, considerar o que possibilita tanto a oposição como também a identificação" (p. 60). Assim, é a relação quem define o momento para o sim e o não.

Ainda recorrendo à Heidegger (1994), ao dizer sim e não, considerados os contextos relacionais", não impomos mais nossa vontade às coisas, nem por ela somos iludidos e escravizados, mas deixamos elas serem o que são e permanecemos em nosso modo de ser". (Heidegger, p. 60)

Esse permanecer desde a relação, aberto a ela, é a atitude de deixar-ser; em outras palavras, a serenidade.

Em sua publicação com o título *Serenidade* (1994), o autor nos traz a seguinte afirmativa sobre seu fundamento: "o deixar-ser". Nele "as coisas são repostas em seu lugar original, encaradas no seu teor adequado, sem mais nem menos. Há um agir cuidadoso com as coisas, respeitando seu limite e revelando também o limite de minha existência" (Heidegger, 1994, p. 58).

Segundo Heidegger (1994), deixar-ser é recuperar um olhar originário que faz o homem encontrar — desde o mundo técnico — um lugar apropriado para o exercício de sua existência. Isso se dá pelo fato de, no deixar-ser, as coisas não importunarem o homem, tanto no sentido de serem aquilo pelo que ele corre atrás, como no sentido de que invadem sua existência, submetendo-o e escravizando-o.

Explicitando através das palavras do autor:

> Não sabemos que significação atribuir ao inquietante aumento do domínio da técnica atômica. O sentido do mundo técnico se oculta. Sendo assim, se consideramos, continuamente e de modo próprio, o fato de que em todas as partes nos atinge um sentido oculto do mundo técnico, nos acharemos em um ponto no âmbito do qual se nos oculta e que, ademais, se oculta à medida que vem precisamente ao nosso encontro. O que assim se mostra e ao mesmo tempo se retira é o traço fundamental do que denominamos mistério. Denomino a atitude na qual nos mantemos abertos ao sentido oculto do mundo técnico a abertura para o mistério.
>
> A Serenidade para com as coisas e a abertura ao mistério se pertencem uma à outra. Ela torna, para nós, possível residir no mundo de um modo muito distinto. Prometem-nos um novo solo e fundamento sobre os quais nos mantermos e subsistirmos, estando no mundo técnico, mas resguardados de sua ameaça.
>
> A Serenidade em relação às coisas e a abertura ao mistério nos abrem a perspectiva para um novo enraizamento. Algum dia, este poderia inclusive chegar a ser apropriado para fazer reviver, em uma figura mudada, o antigo enraizamento que tão rapidamente se desvanece. (Heidegger. Serenidade, 1994, p. 15).

A partir dessas explicitações tentaremos responder à pergunta de Agamben (2009): do que e de quem somos contemporâneos?

Somos contemporâneos do modo padronizado de ser técnico e do consumo de produtos; modo este que não considera e nem resguarda o homem em sua ontologia, em sua abertura ao mistério. Nos dizeres de Heidegger: "O que assim se mostra e ao mesmo tempo se retira é o traço fundamental do que denominamos mistério. Denomino a atitude na qual nos mantemos abertos ao sentido oculto do mundo técnico a abertura para o mistério". (1994, p. 15)

Como pensar esse se mostrar e, ao mesmo tempo, se retirar nas relações estabelecidas em uma análise existencial na contemporaneidade?

Com a recusa da reflexão — pela valorização e busca de um resultado que suprima a dor, o sofrimento — as pessoas têm pouca disponibilidade para compreenderem a si e ao outro nas relações. Diante dessa precária disponibilidade, muitas vezes, uma compreensão do existir humano é pouco valorizada. Nesse contexto podemos afirmar que os adoecimentos, principalmente na contemporaneidade, se dão por colocarmos as coisas como maiores e portadoras de mais poder do que têm. Nesse movimento, perde-se a serenidade, pois não se vê o limite das coisas e nem o próprio limite, mas apenas a produção — como símbolo de uma fé cega — que extenua o homem ao interditá-lo de refletir o sim e não nas relações. Essa interdição reflexiva — que leva ao automatismo das reações e percepções, à repetição de significados dados por uma hegemonia cultural — é o fundamento das precarizações e adoecimentos.

A precarização originada da perda da serenidade, da contemplação reflexiva que nos coloca em uma relação autêntica com o tempo, começa a se fazer presente em todos os âmbitos do mundo contemporâneo. Ela aparece no mundo do trabalho, no mundo econômico, político, cultural e, também, em entidades acadêmico-educacionais, que têm retirado de seus currículos disciplinas que implicam no desenvolvimento da habilidade e competência de refletir. São exemplos as disciplinas de Filosofia, Sociologia, Antropologia, e outras disciplinas da Terceira Força da Psicologia, que valorizam a compreensão de um modo de vivenciar singular e não apenas o de calcular e interpretar resultados dos comportamentos do homem.

Assim, na própria formação do profissional da área de Psicologia e, consequentemente, da clínica psicoterápica, tem-se privilegiado as bases teóricas e formativas da interpretação e mera explicação do sintoma, como tentativa de redução e coisificação dele, sem a anuência compreensiva das vivências, sem tempo para uma reflexão, um demorar-se sobre o vivido para melhor apropriar-se deste.

Esse é nosso anestesiamento existencial, necessário à supressão da relação com o mundo e o tempo.

Diante desse cenário, percebe-se que ainda estamos no movimento de exclusão da crítica; do confronto com o escuro, com a dor; da reflexão que considera os contrários como necessários ao conhecimento. Ainda relutamos com o *entre relacional*, com o tempo do conviver com a diversidade, com o outro que nos inicia em novas percepções, em função de uma hipervalorização do cálculo que resulta em um nome: diagnóstico. As pessoas, nesse contexto, estão mais interessadas em denominarem para dominarem sintomas e convivências, do que em compreenderem as afetações e o modo como estas nos disponibilizam ou não para um diálogo que possibilite compreensões de limites e construções de sentidos.

Levando em consideração este tempo sem tempo da produção e do consumo, é curioso observar esse fenômeno do anestesiamento e precarização em salas de aulas universitárias, em cursos de formações, em encontros terapêuticos. Nas disciplinas que se empenham no conhecimento do homem como ser que *existe*, os participantes se encantam, por exemplo, com a Análise Existencial, mas não conseguem sustentar esse encantamento no decorrer de uma relação pessoal e também psicoterápica. A grande dificuldade surge pela busca ávida de respostas em situações em que não foi formulada nenhuma pergunta, em que não se teve nenhum estranhamento e nenhum tempo de convivência para o início de um conhecer. Nas aulas e supervisões, quando você não responde do jeito que o outro quer ouvir, ou seja, apresentando nomes e ações imediatas de intervenções, os alunos não sustentam a menor angústia. Nesse momento, dizem que a Análise Existencial é bonita, mas eles vão preferir trabalhar com a Psicanálise e com a Cognitivo-comportamental. Segundo palavras de alunos: "a existencial é para a vida, mas não para atuar em psicoterapia".

Não sei o que denominam como vida e, habitualmente, trago para eles, como intervenção, os dizeres de Rilke: "[...] tenha paciência com tudo que há para resolver em seu coração. Procure amar as próprias perguntas como quartos fechados ou livros escritos num idioma estrangeiro. Não busque por enquanto respostas que não lhe podem ser dadas, porque não as poderia viver" (1999, p. 37-38).

Em outras palavras, diversos participantes, anestesiados pela produção e resultado, inclusive na psicoterapia, não sustentam o tempo da pergunta e, ao final, dizem: "Mas e a resposta para tal síndrome, para tal diagnóstico, para a agressividade, a sexualidade etc.?".

Creio ser nesse momento que aparece o fenômeno da ausência da Serenidade, tal como exposta por Heidegger, e a consequente dificuldade da dialogia claro-escuro, tal como diz Agamben (2009).

Enfim, nesse cenário contemporâneo, inclusive do ensino e prática da Psicologia, o mistério ainda amedronta. O demorar-se em uma questão pode significar não dar conta do cliente, não ser um bom profissional, não ter sucesso por não ter uma resposta imediata. Nesse momento, surge a dificuldade em permanecer no lusco-fusco para propiciar a manifestação dos fenômenos do sofrimento humano. Assim, entra-se na pressa, a qual caracteriza um dos critérios da técnica: a resposta imediata, a retirada de uma angústia (com seu velar e desvelar) que propicie reflexões e construção de interioridades.

Diante tal contexto, o modo de estabelecer relação com o cliente se revela precário, pois ele não é assimétrico, mas vertical. Continua-se com o pressuposto de que alguém tem o poder do conhecimento e, um outro alguém, será dirigido por este poder. Ainda se associa a análise com o poder de cura sobre alguém, não como uma *pró-cura* (Pompeia & Sapienza, 2004) que será construída na relação com o outro. A cura, etimologicamente, deixa de significar um cuidado para significar um retirar de sintomas, um deixar de sentir, uma supressão do sofrimento como se ele fosse meramente fisiológico. Nesse modo descuidado de estabelecer relação, nem terapeuta nem cliente se deixam entregar, se deixam ser, nos dizeres de Heidegger (1994). Mais uma vez o mistério se perde, a abertura se fecha e predominam as significações hegemônicas; ou seja, as significações únicas dos protocolos e técnicas.

No cenário da não sustentação de um tempo para a manifestação do mistério, de uma pergunta, de uma angústia, de uma suspensão fenomenológica, como acontece a prática da análise existencial? Ela, a partir de seus fundamentos, chega a acontecer nessa época contemporânea dos resultados a qualquer custo?

Para refletirmos sobre este aspecto nos deteremos no que é uma Análise Existencial.

Para esta reflexão partirei dos fundamentos filosóficos de Heidegger, de como define Análise Existencial, para depois pensar, pelo uso da palavra, a dialogia dessa abordagem com a Psicologia na contemporaneidade.

Na biografia de Heidegger, escrita por Rudiger Safranski, o autor nos revela que em 1928, na preleção de fundamentos metafísicos aparece a seguinte afirmativa: "A análise é descrição, a existencial fala da existência, mas não fala *para* ela. A doutrina analítica do *Dasein* está, pois, antes de toda a profecia e anúncio de concepção de mundo; ela também não é sabedoria, ela é apenas analítica" (Safranski, 2013, p. 218). Ainda segundo o autor:

> A análise do dasein não é um anúncio de concepção de mundo que aconselhe como nos devemos portar no e com o tempo. Mas também não é uma sabedoria que vise um ponto de vista além da turbulência do tempo. Ela não lida nem com verdades eternas nem com inteligências limitadas no tempo. A análise só deve mostrar como se porta com o dasein. (2013, p. 218-219).

Pela filosofia de Heidegger, o ontólogo, para analisar do ponto de vista existencial o que viveu, é necessário que haja um *empenho* existencial para qualquer ouvinte e leitor. Sem esse *empenho*, não há como se compreender, pois "o filósofo pode se limitar a descrever a consciência do ser humano, mas precisa dominar a arte de invocar o *Dasein* no ser humano. A doutrina analítica existencial, para ser compreendida, precisa do *engajamento* existencial" (2013, p. 220).

Percebe-se, a partir tanto da filosofia do autor como da prática clínica, a importância desse *engajamento*, tanto para a habilidade do ouvir, quanto para a de potencializar a abertura, o ser de início no outro. Sem esse movimento não há como realizar uma análise existencial.

Cremos ser neste sentido de potencializar o *Dasein* de outrem, condição deste *engajamento*, que Heidegger criticou a linguagem da técnica e buscou a poiesis como o caminho do homem para sair da distração de si e desvelar o Ser.

A poiesis pode ser considerada o momento em que o *Dasein* volta da distração para si mesmo: "Momento em que se rompe a crosta de um mecanismo paralisado pela repetição" (Safranski, 2013, p. 219-220). A questão da repetição, do sentido único, do significado generalizado é a grande crítica em relação ao mundo da técnica como sendo o despotencializador do *Dasein*, quando concebido como critério para se conhecer o homem e sua existência.

Por esse viés pode-se compreender a dificuldade em sermos contemporâneos da dialogia, do ir-e-vir que nos constitui ontológica e onticamente. Assim, o problema não é a técnica, pois não tem como vivermos sem ela, mas sim o reducionismo a um tempo do cálculo, da generalização, do resultado e da resposta imediata. Transitarmos entre ontológico e ôntico é nossa condição; assustarmo-nos com a perda de sentidos é nossa possibilidade para sairmos da distração, da palavra dada, para adentrarmos outros sentidos e potencializarmos *Dasein* através da construção da palavra própria. Nisso reside o ir além do dado, o momento da transcendência que nos retira da linguagem ordinária das perguntas sem tempo e sem suspensão dos significados.

No e pelo reducionismo, não nos *engajamos* e justapomos o significado da *pró-cura* (Pompeia & Sapienza, 2004) com o não sentir, não se apropriar do sentido e compreendê-lo somente pela palavra não lavada dos rótulos e generalizações técnicas.

Poeticamente falando esta é a crítica realizada por Viviane Mosé em seu poema:

RECEITA PARA LAVAR PALAVRA SUJA

Mergulhar a palavra suja em água sanitária.

Depois de dois dias de molho, quarar ao sol do meio-dia.

Algumas palavras quando alvejadas ao sol adquirem consistência de certeza. Por exemplo a palavra vida.

Existem outras, e a palavra amor é uma delas, que são muito encardidas pelo uso, o que recomenda esfregar e bater insistentemente na pedra, depois enxaguar em água corrente.

São poucas as que resistem a esses cuidados, mas existem aquelas.

Dizem que limão e sal tiram sujeira difícil, mas nada.

Toda tentativa de lavar a piedade foi sempre em vão.

Agora nunca vi palavra tão suja como perda.

Perda e morte na medida em que são alvejadas

soltam um líquido corrosivo, que atende pelo nome de amargura, que é capaz de esvaziar o vigor da língua.

O aconselhado nesse caso é mantê-las sempre de molho em um amaciante de boa qualidade. Agora, se o que você quer é somente aliviar as palavras do uso diário, pode usar simplesmente sabão em pó e máquina de lavar.

O perigo neste caso é misturar palavras que mancham no contato umas com as outras.

Culpa, por exemplo, a culpa mancha tudo que encontra e deve ser sempre alvejada sozinha.

Outra mistura pouco aconselhada é amizade e desejo, já que desejo, sendo uma palavra intensa, quase agressiva, pode, o que não é inevitável, esgarçar a força delicada da palavra amizade.

> Já a palavra força cai bem em qualquer mistura.
>
> Outro cuidado importante é não lavar demais as palavras sob o risco de perderem o sentido.
>
> A sujeirinha cotidiana, quando não é excessiva, produz uma oleosidade que dá vigor aos sons.
>
> Muito importante na arte de lavar palavras é saber reconhecer uma palavra limpa.
>
> Conviva com a palavra durante alguns dias.
>
> Deixe que se misture em seus gestos, que passeie pela expressão dos seus sentidos. À noite, permita que se deite, não a seu lado, mas sobre seu corpo.
>
> Enquanto você dorme, a palavra, plantada em sua carne, prolifera em toda sua possibilidade.
>
> Se puder suportar essa convivência até não mais perceber a presença dela, então você tem uma palavra limpa.
>
> Uma palavra LIMPA é uma palavra possível.
>
> (Mosé, n.d.).

Somente depois de lavarmos a palavra ela se torna palavra possível, ou seja, uma palavra que resgata a sonoridade, o ritmo, a cadência própria que leva à compreensão e anuncia transformações nas distrações do si mesmo, pois, assim, ela potencializa o *Dasein* e se torna acontecimento próprio.

Explicitado o fundamento da Análise Existencial, segundo a filosofia de Heidegger, passemos à dialogia com a Psicologia.

O objetivo não é trazermos a história da Psicologia e seus fundamentos para esta reflexão. Existe extenso material sobre o assunto em publicações do professor Doutor José Paulo Giovanetti (*Psicoterapia Antropológica*, 2018; *Psicologia Clínica e Psicoterapia*, 2013; *Fenomenologia e Psicologia Clínica*, 2017, dentre outros).

Continuaremos a reflexão pela vertente da palavra "lavada" e do *engajamento* como modo de estabelecer um diálogo entre o Existencialismo e a Psicologia.

Para esse diálogo utilizaremos da poética da desaprendizagem, de Manoel de Barros.

Por que desaprendizagem?

Porque, para dialogarmos, "lavaremos" algumas palavras psicológicas, pautadas pela cultura do resultado e imediatismo, para que elas "sejam intumescidas do humano" (Manoel de Barros citado por Couto, 1993, p. 8).

Historicamente, pelo critério de cientificidade, a Psicologia construiu uma linguagem que possibilita uma significação e comunicação interpretativa dos sofrimentos humanos a partir de seus parâmetros conceituais de saúde e doença. Parâmetros esses que vieram de um vocabulário médico, biológico, restrito a diagnósticos e nomeação de sintomas. Não queremos invalidar este conhecimento, o qual é imprescindível para a vida, mas, antes, criticarmos o reducionismo da linguagem psicológica a tais parâmetros, principalmente diante seu maior objeto de estudo: o sofrimento humano e suas significações, as quais ultrapassam a fisiologia dos órgãos e sentidos sensórios.

Uma das consequências desse reducionismo é uma concepção de homem biológica e, consequentemente, o descarte do mundo de significação das vivências próprias em prol da manutenção de uma linguagem que classifica, reduz e não dialoga com o sujeito e seu mundo. A ausência do diálogo promove a segregação dos modos diferenciados de sentir, perceber, comunicar e refletir, impondo uma hegemonia de significados médico-psicológicos que anulam a potencialidade do *Dasein* e o *engajamento* necessário à compreensão e ao diálogo.

Com o intento de resgatarmos uma dialogia, a palavra na Psicologia necessita ser potencializada por um diálogo engajado que não diga "sobre", mas que propicie a compreensão do vivido. Isso é fundamental para o conhecimento e prática da Psicologia, pois um de seus instrumentos de trabalho é a palavra, e ela precisa não apenas nomear, mas também auxiliar na *pró-cura* dos sentidos (Pompeia & Sapienza, 2004).

Um dos critérios para essa *pró-cura* é promovermos um novo *relacionamento* entre as palavras, isto é, recriarmos a linguagem, suspendermos os sentidos da frase, para que a pessoa possa ser não um cenário, mas a matéria-prima de sua própria existência.

É isso que aprendemos com Manoel de Barros, e também, com Guimarães Rosa, os quais realizam em suas produções uma vontade de chegar a um grau zero de uma palavra. Este grau zero significa que a palavra não se reduz à grafia, ao que diz o dicionário e os termos técnicos dos diagnósticos, mas como se relaciona e dialoga com o outro e com o contexto, com o ritmo, com o gesto, com o desejo de comunicar o vivido e não o esperado. Para tanto, necessitamos abdicarmos da concepção de que a palavra contém a vivência. Nenhuma palavra contém vivências, pois estas são relacionamentos e não se esgotam em um significado dado. Assim, a palavra não pode dizer tudo sobre algo ou alguém. Ela pode nos levar à compreensão de como o sujeito se relaciona com o mundo e o significa. É isso que nos interessa em uma Análise Existencial.

Na dialogia do Existencialismo com a Psicologia, observamos uma primeira lavagem da palavra: Não existe "o" significado encarcerado na palavra, mas uma relação com o mundo, consigo e com os outros onde se *pró-cura* compreensões de sentidos. Para tanto, precisamos desconstruir os significados dados pela cultura dos resultados métricos e buscarmos, pelo diálogo, a pobreza do sentido. Pobreza como metáfora e como intencionalidade do desvestir de Francisco de Assis para que pudesse acessar o mistério. Não teremos acesso ao mistério sem essa pobreza, e essa é a dificuldade da palavra na Psicologia: tornar-se pobre dos significados já postos pela cientificidade para ouvir, para *deixar-ser* tocado pelo mistério, pelo que ainda não tem nome, pelo novo que se abre.

Afirmamos que essa pobreza é necessária para promovermos a saúde na especificidade da Psicologia. Para tanto, precisamos, como analistas existenciais, demorarmo-nos na vivência, termos a serenidade de deixá-la se desvelar para que, na relação, se possa descoisificá-la.

Assim, os critérios para lavar palavras, para trazê-las novamente à pobreza, implicam em não reduzir a relação homem-mundo à palavra dada; atentar ao ritmo da linguagem e não ao significado já dado; desobstruir o ouvido-comunicação pela desconstrução do já sabido; estranhar o próprio conhecimento para a desaprendizagem. Em todos esses aspectos é fundamental o *engajamento* existencial, pois o humano, o *ek-sistir*, é constante vivência em travessia.

Poeticamente, recorreremos à Manoel de Barros, para o qual a palavra não se faz nome para explicar:

> Nos resíduos das primeiras falas eu cisco
> meus versos
> A partir do inominado
> e do insignificante
> é que eu canto
> o som inaugural tatibitatibi e vento
> um verso se revela tanto mais concreto quanto
> seja seu criador coisa adejante
> (Coisa adejante, se infira, é o sujeito que se quebra
> até de encontro com uma palavra)
> (1990, p. 213).

Estabelecendo como critério cantar o som inaugural responderemos à pergunta anterior: a partir de seus fundamentos, a análise existencial acontece nesta época contemporânea de resultados a qualquer custo?

Sim, ela acontece!

Podem ser alguns (tanto terapeutas como clientes) que se aventuram no *engajamento* existencial, no guardarem perguntas em quartos escuros até estarem em condições de ouvirem as respostas, no desejo de desaprenderem o que imaginavam saber a partir de formações acadêmicas e encontros terapêuticos que primam pela retidão dos significados.

Podem ser alguns que aceitam adentrarem a terceira margem do rio, ou seja, saírem das margens que oferecem garantias para navegarem em águas que se originam em movimentos mais lentos, mais rápidos, mais abruptos, mais intensos, dependendo do modo como a água se relaciona com as margens e o tempo da natureza.

Esses alguns não trazem uma quantidade de respostas e palavras prontas, mas uma disposição de quem ainda se espanta com a existência humana e, diante de tal espanto, ainda buscam compreender outros sentidos, outras palavras, enfim, novi-dades.

Novi-dades, não no sentido de consumir algo diferente, que ao ser tocado perde o valor e a graça, mas no sentido de qualidade, de disponibilidade, de tonalidade, de ritmicidade do ainda não visto, não tocado, não dito e ainda não compreendido. Por isso, ainda pobre de sentidos, mas prenhe de possibilidades.

O analista existencial que comunga, se engaja e compartilha essas novi-dades necessita ser hábil no silêncio, ter uma espera aberta e silenciosa que não se restrinja unicamente aos momentos de trabalho.

Pelas reflexões de Danielle Pisani de Freitas,

> Uma vez descoberta a necessidade de acolhimento do abismo silencioso da liberdade para a escuta e apropriação do dizer das situações que vivemos, não é mais possível esquecer desta peculiaridade da nossa condição como humanos, como *Dasein*. Uma vez reconhecendo essa condição, somos convocados a continuar esta tarefa contínua de procura via poiesis pela verdade que nos liberta para nos dedicarmos ao sentido da nossa própria história singular. (2011).

Concluindo esta reflexão, destacamos que a Análise Existencial hoje, quando devidamente fundamentada, revela uma dificuldade da tradicional Psicologia Científica em lidar com o mistério, com o novo, pelo uso reducionista de um vocabulário, ou melhor, de uma linguagem que não se engaja como poiesis.

Recorrendo a Wittgenstein (1993), "os limites de meu mundo são os limites de minha linguagem". Sem a poiesis, encerramo-nos, frequentemente, na palavra "concreta, literal" que considera o sofrimento humano como doença a ser extirpada, e não como restrição de sentidos e relações com um mundo que dialogue com o contraponto do mistério, da poiesis, para assim sermos contemporâneos com as questões da técnica, em vez de sermos submissos e escravos dela.

Referências

Agamben, G. (2009). *O que é ser contemporâneo*. Chapeco: Argos.

Barros, M. (1990). *Gramática expositiva do chão*. Rio de Janeiro: Civilização Brasileira.

Barros, M. (1993). *O livro das ignorãças*. Rio de Janeiro: Civilização Brasileira.

Couto, J. G. (1993). Manoel de Barros busca na ignorância a fonte da poesia. *Folha de São Paulo.* (6), 8-9, 14 nov.

Freitas, D. P. de. (2011). *A caminho da linguagem na experiência da Daseinsanalyse Clínica.* Disponível em: http://www.daseinsanalyse.org/artigo.php?id=5

Giovanetti, J. P. (2013). (Org). *Fenomenologia e Psicologia Clínica.* Belo Horizonte: Artesã.

Giovanetti, J. P. (2013). (Org). *Psicologia Clínica e Psicoterapia.* Belo Horizonte: Fead.

Giovanetti, J. P. (2018). *Psicoterapia Antropológica.* Belo Horizonte: SPES Ed.

Heidegger, M. (1994). *Serenidade* (M. P. L. Vieira, trad.). Barcelona: Ediciones del Serbal.

Mosé, V. (n.d.). *Receita para lavar palavra suja.* Recuperado de www.pensador.com/frase/MjQ4ODc2/

Pompeia, J. A., & Sapienza, B. T. (2004). *Na presença do Sentido: uma aproximação fenomenológica a questões existenciais básicas.* São Paulo: EDUC/Paulus.

Pompeia, J. A., & Sapienza, B. T. (2011). *Os dois nascimentos do homem.* Rio de Janeiro: Via Veritas.

Rilke, R. M. (1999). *Cartas a um jovem poeta.* São Paulo: Globo.

Safranski, R. (2013). *Heidegger – Um mestre da Alemanha entre o bem e o mal.* São Paulo: Geração Editorial.

Wittgenstein. (1993). *Tractatus Logico-philosophicus.* (Luiz H. Lopes dos Santos, Trad.). São Paulo: Edusp.

9

Análise existencial e clínica conjugal

Cristine Monteiro Mattar

Da análise do psiquismo à análise existencial

A prática psicoterápica, ou a análise como procedimento clínico, surge com a psicanálise de Breuer e Freud, no apagar das luzes do século XIX. Freud a apresentou de maneira resumida nas *Cinco conferências* realizadas nos Estados Unidos e publicadas em 1910 no volume IX das Obras Completas (Freud, 2013). Nessas conferências, descreveu o método clínico, seus objetivos e resultados. A psicanálise seria um novo método de pesquisa e cura que emergiu de outro olhar e nova atitude do médico em relação a suas pacientes diagnosticadas como histéricas, até então desprezadas pela medicina neurológica. Os sintomas dessa doença não possuíam correlato anatomopatológico, por isso era preciso acompanhar e escutar a paciente em uma sequência de atendimentos. O tratamento visava o alívio dos sintomas e o retorno à vida normal. Foi batizado pela paciente conhecida como Anna O. de *cura pela fala* e *limpeza da chaminé*. Consistia, a princípio, em relatar ao médico fantasias carregadas de afeto. A neurose, para Breuer, dizia respeito a reminiscências, os sintomas eram resíduos de vivências traumáticas e o tratamento hipnótico e catártico. Basicamente, significava que uma mulher era ouvida com atenção, tinha voz e lugar de fala para além dos papeis silenciados que lhe eram delegados de cuidadora, esposa e mãe sem desejos ou vontade própria. Como descreveu Virginia Woolf (1928/2022), a situação das mulheres desde o século XVI consistia em aceitar o destino do casamento arranjado pelos pais ou, caso contrariasse a ordem, em ser surrada, enlouquecer ou se matar. Por isso Woolf encontra tão poucas obras escritas por mulheres ao pesquisar para o seu ensaio sobre as mulheres e a ficção (ou escritas por mulheres, mas assinadas com pseudônimos masculinos ou somente como Anônimo: "qualquer mulher nascida com um grande talento no século XVI teria certamente enlouquecido, teria se matado com um tiro ou terminado seus dias em algum chalé isolado, fora da cidade, meio bruxa, meio feiticeira, temida e ridicularizada" (p. 55) Woolf mostra como essa situação se mantinha no século XIX, e podemos, em diálogo com ela, sustentar que nesse período os efeitos da opressão irrompiam como sintomas neuróticos e histéricos.

Com Freud, o(a) neurótico(a) sofre pela repressão de desejos irreconciliáveis com as exigências éticas e estéticas, causando desprazer, como uma proteção da "personalidade psíquica" que, não obstante, gera sofrimento (Freud, 2013, p. 242). Repressão e resistência são detectadas por intermédio de suas manifestações disfarçadas na fala, nos sonhos e nos atos falhos dos pacientes. Essas manifestações são formações substitutivas do conteúdo indesejável reprimido. A técnica da associação livre, a intepretação dos sonhos, a atenção flutuante do analista, o manejo da transferência e a consideração dos atos falhos permitiriam ao analista extrair o que fosse valioso para a interpretação do inconsciente, como um garimpeiro que sabe extrair e separar da lama o minério.

Essa extração se daria no calor da transferência, que é o direcionamento de impulsos afetivos à figura do analista, como se fosse uma temperatura elevada que, tal como na química, faria com os precipitados de anteriores vivências amorosas fossem "dissolvidos e transformados em outros produtos psíquicos" (Freud, 2013, p. 280).

Em resumo, a psicanálise consiste marcadamente em uma análise do psiquismo e de suas forças em conflito, que produzem efeitos na vida cotidiana, processos ocultos, mas que escapam por meio de frestas imperceptíveis, a não ser para o médico treinado para observar, detectar, desmascarar e tratar esse material, reduzindo e minimizando a pressão potente do recalque para reabilitar o recalcado, integrando-o à vida normal e mais livre do paciente.

O entendimento do cuidado clínico na forma da psicanálise se consolidou e influenciou não somente a psicologia clínica como também a psiquiatria.

Os psiquiatras suíços Ludwig Binswanger e Medard Boss acompanhavam Freud até se depararem com *Ser e tempo* de Martin Heidegger (2002) e cofundarem a Daseinsanalyse psiquiátrica na pesquisa e na psicoterapia.

Em uma breve conferência sobre *Daseinsanalyse e psicanálise* reunida a outras na coletânea *Psicoterapia e análise existencial*, Binswanger (2019) definiu a Daseinsanalyse como método de pesquisa psiquiátrico-fenomenológica. Diferente da psicanálise freudiana, que emergiu da insatisfação com a psicoterapia de então e que teria metas psicoterapêuticas, a pesquisa daseinsanalítica surge da insatisfação com os projetos compreensivos científicos da psiquiatria até aquele momento. Essa compreensão será pautada na analítica existencial de Heidegger. Em vez de voltar suas lentes para a figura do homem psiquicamente doente, a Daseinsanalyse psiquiátrica volta-se para o homem compreendido não a partir de uma teoria, mas com base na exposição fenomenológica da estrutura conjunta do ser-aí como ser-no-mundo, mundo próprio, mundo compartilhado e mundo circundante. A analítica seria ontológica e a Daseinsanalyse empírica. De maneira diversa da psicanálise freudiana, a Daseinsanalyse possui suas bases não numa estrutura da história de vida interior, mas na estrutura transcendental que é a base ou o *a priori* de todas as estruturas psíquicas, como condição de sua possibilidade. (p. 92) No entanto, ao ser interpelado pela assistência sobre como se poderia relacionar a Daseinsanalyse psiquiátrica à psicoterapia, Binswanger esboça algumas respostas. Em primeiro lugar, acentua que não se trata de introduzir filosofia na psiquiatria e na psicoterapia, mas sim de iluminar essas ciências em suas bases filosóficas. As psicoses, neuroses e psicopatias seriam vistas como modulações da estrutura transcendental do ser humano, de sua condição humana existencial. Em segundo lugar, o médico suíço apresenta algumas linhas diretrizes da prática:

- compreender a história de vida e suas expressões patológicas como modulações da estrutura conjunta do ser-no-mundo;
- deixar que o doente experiencie quando e em que medida ele se perdeu da estrutura do ser humano, desviando-se em um mundo de fantasia etéreo para guiá-lo de volta ao caminho do recolocar os pés no chão e efetivar a plenitude das possibilidades ontológicas humanas no mundo conjunto;
- estar com os doentes no mesmo plano, o plano dos elementos comuns da existência, não tomar o doente como objeto, mas como um parceiro ser-aí. O contato não é psíquico, mas o encontro que é um ser um com o outro;

- a doença é um transcurso existencial desviado do transcurso existencial saudável, e a psicoterapia "uma tentativa de abrir novas possibilidades estruturais para transcursos existenciais de tal modo divergentes" (p. 95);
- a Daseinsanalyse não irá prescindir dos métodos psicoterapêuticos comprovados, mas ela só é eficaz terapeuticamente "quando consegue abrir para o próximo que está doente a compreensão da estrutura do ser-aí humano, deixando-o reencontrar o caminho para o interior da liberdade do poder dispor de suas possibilidades existenciais mais próprias" (p. 96). O daseinsanalista como psicoterapeuta "precisa ousar se lançar com sua própria existência na luta pela liberdade do parceiro de existência" (p. 96).

Em 1957, Medard Boss publicava *Psicanálise e Analítica Existencial* (1957), em que estabeleceria relações entre a análise psíquica de Freud e a análise existencial. Boss defendia, naquela altura, a influência da compreensão analítico existencial do ente humano sobre a teoria e prática psicanalíticas, ainda que não tivesse sido nomeada por Freud. Ou seja, havia em Freud uma analítica existencial não explicitada antes da analítica heideggeriana. Daí advém a famosa anedota em que Boss teria dito que o que Freud praticava junto aos pacientes era Daseinsanalyse e não psicanálise. Afirma que havia um "acordo do conceito de essência humana, que sempre esteva na base da experiência psicanalítica de Freud com a articulada explicação do existente (*Dasein*) que fornece Heidegger em sua Ontologia fundamental" (p. 101). Boss defende que nos escritos técnicos freudianos aparecem os mesmos termos básicos com que Heidegger viria a caracterizar em breve a essência do homem.

> Em ambos (Freud e Heidegger) se repete sempre sobre compreensão, abertura (*Offenheit*), claridade, verdade e liberdade. Desde então Freud, em sua experiência do homem pré-teórica e imediata, falava sem construir os pensamentos ontológicos que aparecerão já explícitos nas formulações de Heidegger. (p. 101. Tradução nossa).

E ainda:

> O tão frequente uso por Heidegger de termos que fazem pensar na linguagem com que Freud descreve, em suas publicações sobre técnica, as observações fáticas colhidas no homem, permite a suposição de que na prática psicanalítica se considerou o doente, fundamentalmente, não de forma distinta que na Análise existencial, como uma essência aberta ao mundo, livre luminosa. (p. 103. Tradução nossa).

A lida prática de Freud com seus pacientes "nunca esteve baseada nesse aparato psíquico movido pela energia da libido, que ele nos apresenta em suas posteriores representações teóricas" (p. 103. Tradução nossa).

Dois anos após essa publicação, entretanto, teriam início os *Seminários de Zollikon*, nos quais a perspectiva de Boss é colocada em xeque, uma vez que Heidegger apresentará a analítica do *Dasein* e a Daseinsanalyse em contraponto com a psicanálise freudiana, ou pelo menos aos seus pressupostos teóricos que, para Boss, não teriam tanta importância diante da prática freudiana. A compreensão de Binswanger da analítica existencial também é colocada em questão por Heidegger (2001) nos *Seminários*, através de críticas com as quais o próprio Binswanger concordaria, às suas definições de *Dasein* e do existencial cuidado como amor.

Mas, afinal, do que se trata na analítica existencial e na análise existencial segundo o próprio Heidegger? E como pensar e praticar psicoterapia que não é nem análise psíquica, nem analítica existencial filosófica, tampouco daseinsanálise psiquiátrica?

Em primeiro lugar, como lemos no parágrafo 4 de *Ser e tempo*, a analítica existencial — ou explicitação das características ontológicas do existir humano como *Dasein* — é um questionamento filosófico feito pelo próprio existente, portanto, pelo filósofo. Não se trata do filósofo por ofício, mas sim do modo de ser de todo *Dasein* essencialmente filosofante, ainda que, de início, não se dê conta. Como afirmou Heidegger (2003), "Filosofia é filosofar" e filosofar é um "agir humano" (p. 5). E mais adiante: "Filosofia é algo que concerne a todo e qualquer homem" (p. 19). Daí o pensador afirmar que a analítica da existência tem raízes existenciárias ou ônticas, ou seja, na própria lida cotidiana com a existência que é ontológica. Existencial ontológico e existenciário ôntico estão em uma relação de mutualidade indissociável.

Em segundo lugar, o modo de acesso e interpretação dessa estrutura fundamental deve se dar de modo negativo, ou seja, sem definir previamente ou impor categorias ao que se mostra, a fim de que "esse acesso e interpretação" sejam "escolhidas de modo que esse ente possa mostrar-se em si mesmo e por si mesmo" (Heidegger, 1927/2002, p. 44), como afirma no parágrafo 5 de *Ser e tempo*. Essas modalidades de acesso têm de mostrar o *Dasein* em sua cotidianidade mediana tal como ele é antes de tudo e na maioria das vezes. Da cotidianidade se devem extrair estruturas essenciais, não ocasionais nem acidentais. Ou seja, o vislumbre do ontológico tem como ponto de partida a vida concreta cotidiana do existente em suas relações. "O ente que temos a tarefa de analisar somos nós mesmos" (Heidegger, 1927/2002, p. 77).

A psicologia clínica não é uma analítica filosófica, mas ela também se coloca a tarefa de analisar o ente que somos sem definir previamente e sem impor categorias, entretanto, não para chegar aos fundamentos ontológicos transcendentais da existência comum a todos os entes humanos, e sim para tratar da existência concreta tornada tema para o(a) próprio(a) analisando(a). A psicoterapia é mais do que uma análise existencial filosófica porque propicia o cuidado com o sofrimento que se apresenta. Este pode aparecer como a tentativa ilusória de anular a indeterminação ou nadidade ontológica — sofrimento com o próprio ser — ou como o estar sob ferros (*sufere*) de determinações identitárias normatizadoras e normalizadoras quais sejam as de raça, gênero, orientação sexual, classe que cimentam desamparos e desalterizações, violências e opressões. (Maldonado-Torres, 2022)

Em terceiro lugar, no nono seminário em Zollikon de novembro de 1965, Heidegger procede a três tarefas: responder às críticas dirigidas à *Daseinsanalyse*, distinguir o que disse em *Ser e tempo* da compreensão de Binswanger acerca do tema do cuidado e esclarecer o sentido do termo analítica, distinguindo-o de análise. Para os fins do presente texto vamos nos concentrar na terceira tarefa.

Heidegger (2001) inicia o seminário avisando aos assistentes de que não pretende torná-los filósofos, apenas torná-los atentos ao que diz respeito ao homem, mas não lhes é imediatamente acessível: os fatos fenomenológicos e a estrutura ontológica. Assim, reconhece a diferença entre o que ele oferecia como etapa preparatória ao ofício dos profissionais do cuidado clínico lá presentes, mas não definindo os temos dessa ação. Eram profissionais da saúde que precisavam estar mais atentos à estrutura ontológica daqueles(as) que recebiam os seus cuidados, mas que não poderiam se deter indefinidamente nessa reflexão.

No mesmo seminário, Heidegger define a analítica do *Dasein*, isto é, a explicitação filosófica dos fatos fenomenológicos e da estrutura ontológica: ela é o interpretar as estruturas principais que perfazem o ser do aí, seu existir, que esclarece como deve ser colocado o ser homem para que a determinação do homem corresponda ao fenômeno fundamental da abertura do ser, a compreensão de que o ser do aí é *ek-stático*, um *fora* correspondente ao que lhe chega. A analítica do *Dasein* é "uma espécie de ontologia" (p. 148) e de ontologia fundamental, uma vez que prepara a questão fundamental do ser como ser. No dia 26 de novembro prossegue na definição: "A Analítica do *Dasein* é, como o nome indica, uma interpretação ontológica determinada do ser-homem como *Dasein* e, na verdade, a serviço da preparação da questão do ser" (p. 150). Essa tarefa não interessa essencialmente à psicologia porque a psicologia não é uma ontologia, aproximando-se, por isso, da reflexão filosófica. A analítica poderá preparar o caminho, fundamentar filosoficamente a prática do cuidado a partir de uma concepção não encapsulada, objetivante ou psicologizante do ente humano, mas não será o método propriamente dito da atuação psicológica.

Nesse momento do seminário, um dos participantes se queixa a Heidegger de que Boss queria banir o pensamento científico-natural da Psicologia, mas que os ouvintes gostariam de permanecer profissionais da ciência natural. Em sua resposta, Heidegger diz ao participante que ele deveria, primeiro, dizer o que é a Psicologia. E fornece um exemplo:

> Quando conversamos agora, duas pessoas estão conversando, estão se entendendo. Quando determinamos o ser-homem como *Dasein*, devemos dizer: o senhor existe e eu existo, estamos juntos aí no mundo. Então, se conversamos sobre o que é

> questionável ou necessário na Psicologia, ou sobre se já é tempo de esquiar nas montanhas, então eu o interpelo como um *Dasein* existente. Mas como? Isto é Analítica do *Dasein*? Aqui chegamos ao ponto decisivo. Como o senhor me vê e como o vejo, de que maneira? [...] Quando nós dois conversamos estamos relacionados mutuamente de forma existente. Como então o senhor está presente para mim como homem do ponto de vista daseinsanalítico? Em *Ser e tempo* diz: *o Dasein é aquele ente a quem interessa o próprio* Dasein. A mim interessa o senhor e o senhor se interessa por mim. Com isso o senhor exerce a Analítica do *Dasein*? Não. Mas o senhor me vê e me tem presente no horizonte da determinação daseinsanalítica do *Dasein*. Verificamos que a analítica do *Dasein* interpreta o ser deste ente. E quando então o senhor conversa comigo e não exerce a Analítica do *Dasein*, então isto não é ontológico, mas o senhor está sintonizado em mim onticamente como neste elemento existente. A Daseinsanalyse é ôntica, a Analítica do *Dasein* é ontológica. (Heidegger, 2001, p. 149-150. Grifo nosso).

A analítica expõe as condições de possibilidade de uma conversa específica, mas a conversa específica não será tema da analítica. Traduzindo: uma conversa não é uma analítica do *Dasein* embora sua condição de possibilidade tenha sido explicitada já de antemão pela analítica. A condição da conversa antecede sua tematização, uma vez que implica no fato originário de sermos uns com os outros em um mesmo mundo compartilhado. A conversa é um entendimento interessado que sintoniza com o outro em uma situação específica concreta. O encontro entre *Daseins* que propiciará tanto a analítica filosófica quanto a análise psicológica. Esse encontro é possível a partir do horizonte da determinação daseinsanalítica do *Dasein*, mas ele não é um filosofar no sentido usual. A tarefa da analítica de interpretar a condição de possibilidade de todo encontro e diálogo aí nada pode e nem pretende, pois, sua tarefa já foi cumprida. Diante da crise ou do problema singular que levam alguém a buscar o concurso psicoterapêutico, portanto, começa outro âmbito de atuação e esse âmbito é clínico.

Ou seja: a analítica do *Dasein*, tarefa filosófica, pergunta sobre o que fundamenta qualquer psicologia, sem se tornar uma psicologia; e a psicologia tem esclarecido esse fundamento ontológico do que está presente em sua prática cotidiana sem se tornar uma analítica do *Dasein*. A *Daseinsanalyse* e a psicologia que nela se inspire, terão assim delimitados os seus campos de atuação. Encontramos outra chave de leitura importante na citação:

> É decisivo que *cada fenômeno que surge na relação de analisando e analista seja discutido em sua pertinência ao paciente concreto em questão* a partir de si em seu conteúdo fenomenal e não seja simples e genericamente subordinado a um existencial. (Heidegger, 2001, p. 150. Grifo nosso).

O próprio filósofo estabelece aqui o limite a ser lembrado entre filosofia e psicologia ou entre analítica filosófica e trabalho clínico, demarcando nosso campo de atuação. Este se dá numa relação, é uma discussão de situações existenciais pertinentes ao paciente concreto na medida em que surgem em seu conteúdo específico, não estando subordinado à filosofia ontológica fundamental ou a existenciais transcendentais. A análise existencial não se restringe à prática psicológica, mas possui aí um espaço privilegiado. Anna O., a paciente de Breuer, foi quem definiu melhor esse encontro: psicoterapia é cuidado pela fala.

Casamento e rastros da clínica conjugal

Quando falamos em conjugalidade, de imediato a conectamos ao casamento. Promessa de felicidade ou decepção, habituamo-nos a compreender e a lidar com a conjugalidade como sinônimo do casamento monogâmico e heterossexual enquanto destino natural, sonhado, arduamente desejado. Essa naturalização, no entanto, sob a lente fenomenológica, precisará ser desmontada, a fim de que se apresente seu caráter histórico.

O casamento de razão ou familiar predominou até o século XIX. A aliança matrimonial deveria ser a mais favorável aos interesses familiares, econômicos e sociais, sem que fosse importante basear-se em afeição recíproca. Havia casos em que os noivos se conheciam no dia do casamento ou depois, no caso das uniões por procuração. Os membros do casal não se escolhiam espontaneamente, eram determinados pelas respectivas famílias a se unirem. A igualdade de condições e de padrão social entre os noivos era um critério importante, que orientava as escolhas paternas. O casamento era um negócio e uma garantia de estabilidade. As mulheres se casavam mais cedo, entre 13 e 18 anos a maioria, o que provavelmente facilitava o controle das famílias sobre a escolha do pretendente.

Em meados do século XIX, a partir de 1840, o discurso romântico e o discurso médico passam a influenciar a moral conjugal. Ambos exaltavam a superioridade do estado de casado sobre o de solteiro, mas agora a afeição deveria pautar o casamento. Nessa década, influenciados pelas ideias europeias, alguns autores começam a produzir romances no Brasil, dentre eles, José de Alencar e Joaquim Manoel de Macedo, expoentes do Romantismo. Através deles se questionavam as práticas matrimoniais tradicionais e se difundiam os novos valores conjugais, cuja base era o amor. A nova moral conjugal apregoada pelos românticos opunha ao casamento por interesse a presença do sentimento entre os cônjuges, à escolha familiar a decisão individual. O casamento por amor era o final feliz dos romances. Todos apontavam o matrimônio como final, insígnia do amor verdadeiro, que somente nele se realizaria plenamente. Na realidade, para que se realizasse o casamento por amor, era preciso que as famílias respeitassem as opções individuais, o que nem sempre acontecia. Porém, para os românticos, os bons pais seriam aqueles que não se ativessem exclusivamente aos interesses familiares, mas também à felicidade individual dos filhos. O casal afetivo será o alvo das intervenções psicológicas clínicas a partir de 1930.

A terapia de casal apresenta quatro fases metodológicas e conceituais: abordagem de aconselhamento matrimonial, de 1930 a 1960, com teorias psicológicas ecléticas e indiferenciadas; aplicação do método e de teorias psicanalíticas à terapia de casal, entre 1940 e 1960; introdução do enfoque sistêmico familiar, de 1960 a 1980; e diversificação de modelos e abordagens, com esforços de articulação entre os diferentes enfoques. Basicamente, pode-se falar em terapia cognitivo comportamental, psicanálise, humanista e sistêmica na tradição do atendimento clínico conjugal. A primeira visada oferecer um modelo eficaz para o manejo dos problemas conjugais e melhoria da satisfação dos parceiros com seus relacionamentos. Propõe reestruturar cognições inadequadas, manejo das emoções, modificação de padrões de comunicação disfuncionais e desenvolvimento de estratégias para solução de problemas cotidianos mais eficazes. E, desse modo, alterar comportamentos que geram padrões negativamente específicos.

A segunda, trabalha com o inconsciente conjugal, mundo fantasmático compartilhado, afetos, tensões e defesas comuns, com o objetivo de perceber forças inconscientes que originaram a relação, provocaram a escolha amorosa e contribuíram para os atuais conflitos do casal. O trabalho clínico pretende restabelecer a circulação fantasmática e instaurar um novo equilíbrio entre os vínculos narcísicos e objetais. Propõe também reduzir as identificações projetivas, transformando não-ditos em palavras e restituindo a cada cônjuge o que fora depositado no outro, para que a relação deixe de ser um sintoma das patologias individuais.

A psicologia humanista, por sua vez, tem como foco as emoções. A premissa é a de que seres humanos têm uma necessidade inata para contatos emocionais consistentes, seguros e íntimos. O conflito conjugal depende da maneira como a necessidade de ligação afetiva é expressa e satisfeita emocionalmente pelos membros do par. Possui dois objetivos terapêuticos: explorar a visão que cada parceiro tem sobre si mesmo e sobre o outro, como organizada pela experiência afetiva imediata; e auxiliar os cônjuges a acessarem os sentimentos não reconhecidos em si e no parceiro, criando meios para sua expressão na sessão terapêutica. Evita-se o treinamento de métodos específicos de solução de problemas, esperando que ela ocorra espontaneamente, a partir do desenvolvimento da capacidade de comunicação emocional e de novas formas de se relacionar.

Na perspectiva sistêmica, por fim, a família e o casal são vistos como sistemas equilibrados e o que mantém o equilíbrio são as regras do funcionamento familiar e conjugal. Quando essas regras são quebradas, entram em ação meta-regras para restabelecer o equilíbrio perdido. A terapia irá enfatizar a mudança no sistema familiar e conjugal pela reorganização da comunicação entre os membros. Não se trata de trazer conteúdos reprimidos a consciência, pois o foco da atenção é o modo de comunicação das pessoas agora.

Como notamos, as ênfases variam, mas, em geral, todas se voltam para o casal monogâmico, heterossexual, e, podemos acrescentar, branco, de classe média e alta. O casal analisado seria aquele que buscaria alcançar a realização conjugal tendo como modelos o Casal 20 do seriado de TV norte-americano dos anos 1980, ou aquele dos comerciais de margarina.

E a análise existencial? Não nos deparamos de início com uma área de conhecimento e prática especificamente voltada para a clínica conjugal, embora haja esforços nesse sentido que procuram delimitar um pouco como atender casais que procuram a clínica. De fato, não seria coerente investir na consolidação teórica de um posicionamento prévio, uma vez que uma análise existencial ou fenomenológica-existencial vai lidar sempre com o que aparece e se mostra a partir de si mesmo em cada situação clínica, embora elementos históricos e epocais compartilhados possam ser identificados e mapeados.

Por tratar-se de uma referência pouco conhecida sobre o tema, optamos por trazer o romance epistolar *O matrimônio*, de Soren Kierkegaard (1813-1855), que empreende críticas a duas tradições, a do casamento de razão e a do casamento romântico, ao buscar estabelecer uma síntese entre o elemento ético e o estético através do que considera o espiritual ou religioso, isto é, a experiência da fé que mobiliza o paradoxo do temporal e do eterno: uma decisão momentânea que é ao mesmo tempo para o resto da vida e que, por isso e para isso, não pode se basear apenas em elementos imediatos, tampouco em normas sociais universais e idealmente estabelecidas, mas sim na experiência sensível e amorosa na qual se confia que perdurará no tempo.

Análise existencial e clínica conjugal

Uma referência da literatura existencial sobre o casamento procede de 1843. Soren Kierkegaard (1843/2017) inaugurava seu projeto autoral com a obra *Ou-Ou: um fragmento de vida* que, em seu segundo volume, traz um romance epistolar assinado pelo juiz Wilhelm. Casado, este personagem escreve uma carta ao amigo estético do volume I. No texto ele assume a defesa do matrimônio, enfatizando que, ao contrário do que se costuma pensar, de que o casamento destrói o amor, seria possível conservar o elemento estético/erótico em um compromisso ético de continuidade como o casamento, desde que ocorresse a síntese espiritual entre o temporal e o eterno, possibilitada pelo matrimônio cristão. Nem a pura razão ética nem a pura paixão estética do romantismo, muito menos a mera sensualidade apresentariam as condições necessárias para sustentar o compromisso, uma vez que a primeira retira o brilho e a beleza do casamento e a segunda não resiste ao teste da realidade cotidiana que é repetição. Sobre a terceira, o interesse sensual, o autor se abstém mesmo de comentar por considerar uma aberração que alguém se case apenas para atender aos seus *apetites* sexuais.

Para Wilhelm, o casamento é sem porquês e os problemas começam quando se listam motivos para se casar: fugir da solidão, ter filhos, usar o casamento como uma escola do caráter após o cansaço de uma vida livre e de aventuras (leia-se, para os homens), garantir segurança financeira, ser aceito socialmente, não envelhecer só. O casamento deve ser sem finalidade, como um fruto que perpetuará o primeiro amor, que aqui significa o amor primeiro, ou seja, o interesse que se sente no instante em que se conhece o amado ou a amada não se *desbotará*, mas será renovado com a convivência, revivido com o passar dos anos, como se fosse sempre de novo a primeira vez com a mesma pessoa. Ou seja, há uma extensão temporal do amor e interesse do início que se mantêm assim frescos e renovados ao longo da convivência. A síntese espiritual do matrimônio cristão, baseada na fé de que a escolha de agora será a de sempre, possibilitaria que um momento temporal, imediato, se tornasse ao mesmo tempo eterno: a pessoa que se quer ter hoje ao lado será a mesma que se vai querer a cada dia e com o passar dos anos, lado a lado. A síntese permite manter a novidade no habitual e o habitual como interessante.

Assim, vemos que o amor romântico não é descartado por esse personagem, mas que, isolado, ele não se sustenta, sendo necessário que se lhe acrescente um elemento a mais, a espiritualidade, ou seja, a fé de que algo a princípio efêmero possa perdurar sem que haja qualquer garantia. O que Wilhelm propõe é considerado impossível pelo amigo estético ao qual a carta se dirige, mas a fé é justamente a paixão do impossível e do absurdo.

O personagem kierkegaardiano trouxe importantes reflexões, inclusive ao demonstrar que o casamento não é um destino comum e universal, pois depende do encontro amoroso, que pode ocorrer ou não. Assim, denuncia o problema de que o casamento tenha se tornado uma determinação social que atende mais a convenções e interesses outros do que propriamente ao querer realmente compartilhar a vida com a pessoa *escolhida*. Ao tornar-se impositivo, seja como lugar social assegurador ou como ideal de vida que, quando não atingido, será vivido como fracasso pessoal, encobre o sentido originário do termo conjugalidade.

Conjugalidade e cuidado

A palavra conjugalidade, em sua origem, em nada remete à constituição do par conjugal através do casamento ou da união estável. Conjugalidade provém de cônjuge, que deriva do latim *com jugere* e significa estar sob o mesmo jugo, compartilhar do fardo. Cônjuge é também consorte, o que tem a mesma sorte, o mesmo destino. Conjugalidade significa portar o mesmo fardo. Ora, como existentes, portamos o fardo compartilhado do ter de ser pela indeterminação ontológica, em fuga da qual assumimos lugares e papeis identitários à mão no mundo histórico como se fossem naturais, normais e desejáveis. Afirmou Heidegger (2002) no parágrafo 4 de *Ser e tempo* que: "A questão da existência é uma 'incumbência' ôntica do *Dasein*" (p. 23). E no parágrafo 9, define que somos o ente do ser que é *Dasein*, o qual "está entregue ao seu próprio ser". E ainda: "A 'essência' desse ente consiste em seu ter-de-ser (*Zu-sein*)" (p. 51). Na esquiva da incerteza, caímos na normatização dos modos de ser-com da tradição que, se por um lado, podem aliviar, por outro, podem oprimir. Os dois caminhos nos afastam daquele elemento essencial ao diálogo clínico citado acima, o que nos é *pertinente*.

> O *Dasein* é a cada vez sua possibilidade, e não a 'tem' apenas à maneira de uma propriedade que está aí. E porque o *Dasein* é a cada vez essencialmente sua possibilidade, esse ente pode, em seu ser 'escolher-se', ganhar-se a si mesmo, pode perder-se, quer dizer, não se ganhar jamais ou só ganhar-se "aparentemente". (p. 52).

Somos, portanto, entes indeterminados, cujo ser está em questão a cada vez e *conjugais* por compartilharmos desta condição ontológica, estejamos a sós ou em relacionamentos, porque existimos sob o mesmo jugo da incerteza de não possuirmos propriedades orientadoras *a priori*. Partilhamos do drama que é viver estando sempre em jogo, ainda que encontremos na conjugalidade vivida na formatação do casamento um modo de esquiva da nadidade fundamental, que confira à experiência a vivência da segurança, da familiaridade e do conforto de *fazer parte*.

Por outro lado, a constituição da conjugalidade como casamento monogâmico, heterossexual, branco, de classe média e alta, é um braço estrutural da colonialidade que endossa machismo, misoginia, racismo, LGBTQIA+ fobia, transfobia, preconceito e morte. A monogamia não é sinônimo de exclusividade sexual, como se costuma afirmar. É parte fundante da ordem colonial, modelo hegemônico que invalida ou condena formas de existência diversas, ou, como a chama Geni Núñez (2023), "monocultura dos afetos" (p. 25) imposta desde o início da colonização.

Trata-se de um sistema de organização social colonial que opera por controle e opressão, ditando a norma num universalismo imposto como natural em um mundo monológico. O compartilhamento coletivo dos afetos ameaça a monologia colonial que aparta e isola, patologiza e classifica. Assim, pensar a conjugalidade não poderá se restringir à terapia com casais, embora possa incluí-la, mas é urgente um esforço de desnaturalização da monogamia, do amor romântico, da conjugalidade capturada pelas colonialidades que tantas violências gera sobre os corpos de meninas e mulheres, que não admite "ajuntamentos outros", que pauta o que seria de fato uma família, que exclui e extermina corpos trans e travestis, corpos negros e indígenas, pessoas mais velhas, pessoas com deficiência, pessoas sozinhas, sem filhos, divorciadas e levadas a se sentirem "avulsas" (como me disse uma paciente), deslocadas, esquecidas, falhas ou anormais e, portanto, passiveis e merecedoras de humilhações, cobranças, desprezo e autodesprezo, patologização, judicialização, violências sutis ou ostensivas. Quebrar a conjugalidade da

Casa Grande ainda tão viva em nosso cotidiano e em nossas práticas psi é a nossa proposta em prol de conjugalidades não normativas, não sexocêntricas, de modo que os afetos, inclusive o amor, possam circular entre redes de solidariedade, amizade, sororidade e não permanecerem retidos ao formato da exclusividade com a exclusão de tudo o que não é espelho. A análise existencial e a psicoterapia das conjugalidades só poderão ser, no mundo histórico sedimentado que é o nosso, contracolonialidades.

Somos, portanto, entes conjugais, não porque fadadas ou destinadas a encontrar a *cara metade*, mas sim porque, seja na solidão ou acompanhados(as), sempre temos de ser, de lidar com a existência à qual sempre vêm ao encontro os demais, ao modo da ausência ou da presença, da preocupação substitutiva ou libertadora do aprisionamento ou da devolução a nós mesmas(os). Assim, a constituição da conjugalidade como atrelada necessariamente ao par romântico provoca muito sofrimento, sensação de fracasso, autodesqualificação e inadequação, sendo uma sedimentação histórica que precisa ser questionada e colocada em perspectiva existencial e histórica. Nesse sentido a clínica psicoterápica tanto pode atuar na liberação do sofrimento que aprisiona pessoas que se sentem menos porque estão sós quanto de quem se encontra em um relacionamento, mas se sente em falta porque a experiência não confirma a narrativa idealizada que lhe foi ou é contada e apresentada pela literatura, filmes, redes sociais, família etc.

A seguir e para encerrarmos o presente texto, apresentaremos um exemplo de situação clínica na qual um casal heterossexual foi atendido durante sete sessões. Ressaltamos que não se trata de um molde a ser visto como referência, nem no que se refere ao par atendido (no caso, pessoas brancas, de classe média, com nível superior), muito menos na atuação diante da queixa apresentada. Alguns aspectos da atuação têm em vista tanto a referência à síntese kierkegaardiana, que se faz sempre a cada instante, não sendo possível prever os desdobramentos das sessões relatadas quanto à conjugalidade existencial-ontológica que nos assinala. É assim que Rita e Carlos lidarão com o *próprio ter de ser*, em que não serão substituídos um pelo outro ou pela terapeuta.

Sete sessões: uma situação da clínica conjugal

Rita telefona para agendar uma entrevista. Durante a chamada, informa que tanto ela quanto o marido estavam em acompanhamento psicológico individual, mas sua terapeuta havia indicado o atendimento ao casal. "Não conseguimos conversar", ela me diz. Marcamos a primeira sessão.

No dia acordado, chegam Rita e Carlos, um casal na faixa dos trinta e poucos anos. Rita, mais falante, começa a contar o que os trouxera: Carlos possuía filhos de um casamento anterior que moravam em outro país e com os quais convivera pouco após a separação. Agora, adolescentes, os dois filhos se reaproximavam do pai e passavam a vir à sua casa. Já Rita, independente, sem filhos, se casara pela primeira vez, trabalhava em casa e não queria que sua rotina fosse alterada. Desejava aquele companheiro, mas nunca quisera filhos e uma família. Instalados no conflito, cada um argumenta e defende a sua posição: Carlos não renunciaria aos filhos, mas queria que Rita estivesse presente. Rita não renunciaria à privacidade e organização do apartamento montado para um casal e para o seu trabalho, mas queria aquele marido com quem se casara. "Quero meu marido *de volta*." A separação chega a surgir como possibilidade na fala de ambos.

Uma terapeuta anterior dissera a Rita que seria melhor que ela cedesse, pois *quem cede ganha*. No antigo moralismo das psicoterapias, Rita sentiu-se culpada por um momento, chorou bastante na sessão com a terapeuta referida, mas, depois de sair, o conflito se manteve inalterado. Ela não aceitaria a mudança de situação que não havia sido combinada no contrato conjugal. Sentia-se numa armadilha e não desejava o que via como um aprisionamento e uma alteração não consentida por ela no acordo inicial.

Ao relatarem sobre o encontro inicial e a decisão de se casarem, ambos narravam sentimentos de afeto e admiração um pelo outro.

A terapeuta de agora não assumia nenhum dos lados como sendo o mais válido. Apenas ajudava a explicitar e descrever o conflito instaurado pela bifurcação de projetos: Carlos desejava uma família, enquanto Rita projetara que fossem um casal, embora gostasse dos enteados e se desse muito bem com eles, o que era recíproco. O que mais a incomodava era a prioridade que seu companheiro dedicava aos filhos quando, por exemplo, combinava a vinda destes de férias em um telefonema sem antes avisá-la. Ao ser comunicada da decisão, Rita sentia muita raiva, via-se como preterida e alijada do *trio*, que parecia preferir estar junto sem ela e lhe doía estar fora do *radar* de Carlos quando se tratava dos filhos. Ao longo de seis sessões a tensão foi mantida, sem resolução. Foi sugerido ao casal que montasse um jogo de quebra-cabeça em casa. Não sabíamos se montariam juntos, se terminariam a tarefa, se o fariam separadamente, enfim, não era possível prever o que aconteceria.

Na sétima semana, ambos chegam sorridentes. A terapeuta observa e comenta o quanto parecem alegres naquela manhã. Pergunta o que havia acontecido. Depois de se acomodarem no sofá contam que haviam conversado enquanto montavam o quebra-cabeça na semana anterior. Durante a conversa, tomam a decisão de se mudarem para um apartamento maior, a fim de que houvesse um quarto para os filhos e o espaço de trabalho de Rita fosse preservado. O importante a observar é que Carlos e Rita chegaram à solução do conflito a partir de suas próprias experiências e de uma conversa que não foi testemunhada ou sugerida pela terapeuta, e não precisaria ser. A psicoterapia aconteceu sem aconselhamento e sem tutela por parte da terapeuta.

Essa possibilidade do apartamento mais espaçoso poderia ter surgido ao longo das sessões como uma sugestão da analista para pôr fim ao conflito e aliviar a angústia e a tensão? Sim, mas, nesse caso, não estaríamos em uma perspectiva existencial, na qual não nos antecipamos aos analisandos e não nos apressamos em oferecer soluções prontas para as crises que enfrentam, uma vez que nosso intuito não é a eficácia nem o convencimento de base racional ou intelectual. Nesse ponto, concordamos com Freud (2013) em suas recomendações aos médicos que exercem a psicanálise em que a atuação clínica não é educativa. Aliás, o médico vienense apontava que o desvio do tratamento pelo caminho do debate intelectual pode servir de alívio à angústia de paciente e terapeuta, mas se afasta do que propriamente deve ser analisado.

Heidegger (2003) referiu-se à filosofia, que é filosofar, como sendo "o contrário de todo aquietamento e asseguramento" (p. 24).

> Ela é o turbilhão para o interior do qual o homem é arrastado, a fim de que, assim, sozinho e sem a presença de qualquer fantasia, compreenda o ser-aí. Justamente porque essa verdade é algo maximamente derradeiro e extremo para uma tal compreensão; ela possui como vizinha constante e perigosa a mais elevada incerteza. Nenhum ser cognoscente encontra-se, de modo necessário, tão firmemente e a cada instante à beira do erro quanto o filosofante. (p. 24).

Não havia como prever o que iria acontecer, pois terapia não é adivinhação, mas incerteza filosofante; e nem como aconselhar ou sugerir o que seria o melhor para ambos a fim de solucionar logo a questão, simplesmente porque, como terapeutas, não sabemos e não precisamos saber. O que se pôde fazer, e não é pouco, foi conversar sobre o que era pertinente à situação existencial de ambos que, assim, tornou-se mais transparente, até que um dos possíveis caminhos fosse escolhido, podendo ser revisto. A crise será sempre apanágio de uma vida incerta, seja na solidão ou acompanhados.

Assim, notemos que a clínica ofereceu um espaço para que o conflito pudesse aparecer em suas nuances várias e fosse analisado sem pressa e sem que houvesse a sugestão ou indicação de soluções imediatas que dissolvessem o conflito. A bifurcação entre os projetos de Rita de Carlos naquele momento de suas vidas foi sustentada como tensão ao longo dos encontros, sem que se apressasse uma síntese entre os opostos que os fizesse desaparecer. Não houve a assunção de uma posição prévia por parte da terapeuta, que procurou explicitar para o casal a diferença entre os projetos de cada um com relação a um acontecimento que não havia sido planejado: a reaproximação dos filhos de Carlos e seu desejo de poder estar com eles. Poderia ser outra a situação inusitada: a perda de um emprego, o surgimento de uma doença, uma sogra ou sogro que precisariam morar algum tempo com o casal, um cunhado necessitando de ajuda, uma irmã em apuros. Lembrando Kierkegaard (1843/2017), a decisão de compartilhar a vida com alguém significa lançar-se ao devir que não pode ser previsto, ao menos não com certeza. Algo sempre acontece na existência e interpela os modos de correspondência ou cuidado mantidos até ali, solicitando ficcionar e experimentar outros modos. No caso de Rita e Carlos, ambos decidem seguir juntos naquele momento. Ao final da sétima sessão comunicam que irão interromper os atendimentos, não sem antes se certificarem de que poderão retornar caso precisem. Nunca mais os vimos.

Referências

Binswanger, L. (2019). *Psicoterapia e análise existencial. Ensaios, conferências e outros documentos.* (Marco Casanova, Trad.). Rio de Janeiro; Via Verita.

Boss, M. (1957). *Psicoanalisis y Analitica Existencial.* Barcelona: Editorial Científico Médica.

Freud, S. (2013). Cinco lições de psicanálise. *In* Freud, S. *Obras Completas* Vol. 9. Observações sobre um caso de neurose obsessiva ["O homem dos ratos"], uma recordação de infância de Leonardo Da Vinci e outros textos (1909-1910). São Paulo. Companhia das Letras.

Heidegger. M. (2001). *Seminários de Zollikon.* Petrópolis: Vozes.

Heidegger, M. (2002). *Ser e tempo.* Parte I. Petrópolis: Vozes. (Original publicado em 1927).

Heidegger, M. (2003). *Os conceitos fundamentais da metafísica: Mundo, finitude, solidão.* Rio de Janeiro: Forense Universitária.

Kierkegaard, S. A. (2017). *Ou-Ou: um fragmento de vida.* Segunda Parte. (E. Sousa, Trad.) Lisboa: Relógio D'Água. (Original publicado em 1843).

Maldonado-Torres, N. (2022). *Sobre a colonialidade do ser: contribuições para o desenvolvimento de um conceito.* Rio de Janeiro: Via Verita.

Núñez, G. (2023). *Descolonizando afetos: experimentações sobre outras formas de amar.* São Paulo: Planeta do Brasil.

Woolf, V. (2022). *Um teto todo seu.* Rio de Janeiro: Nova Fronteira. Original publicado em 1928.

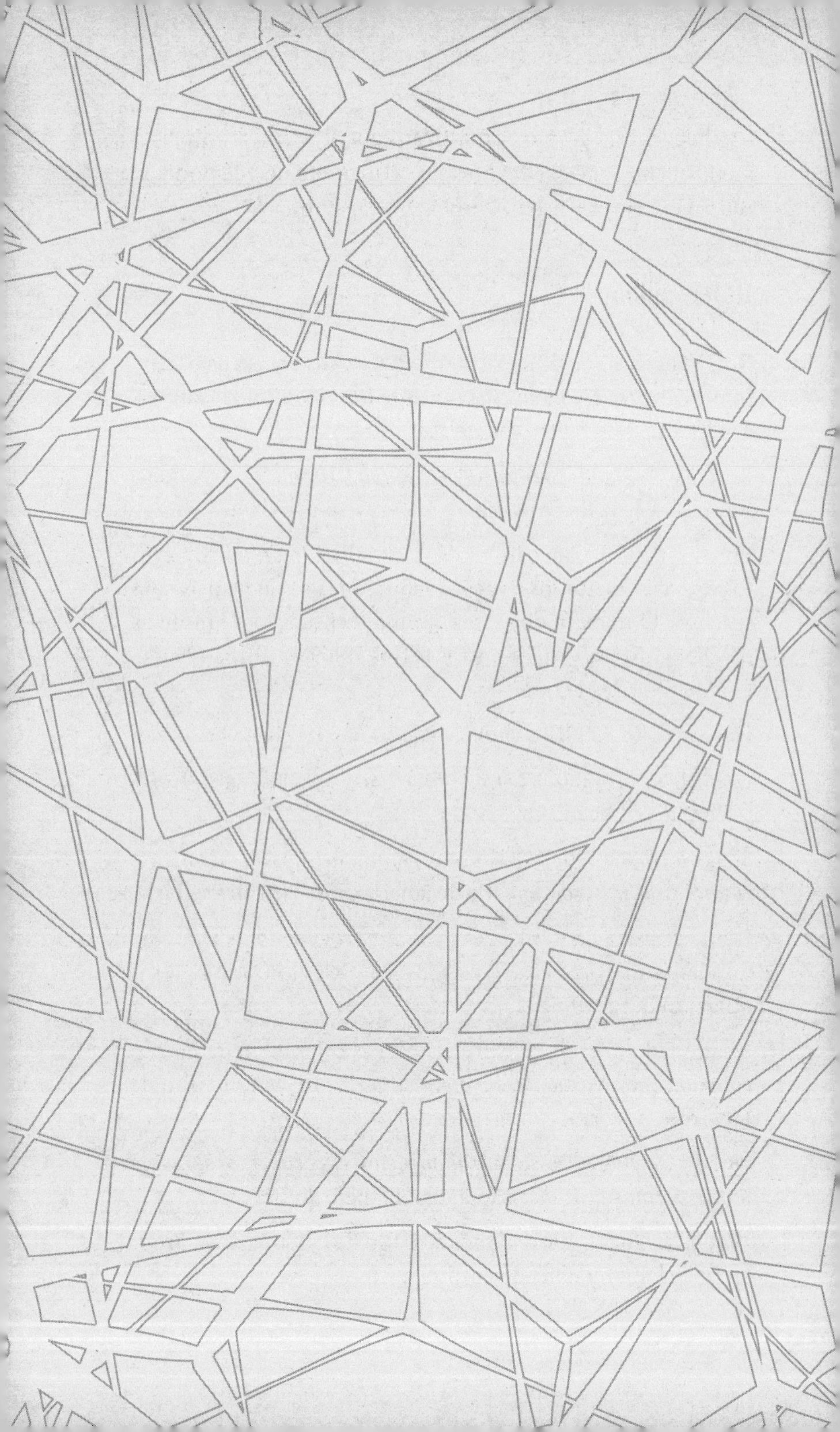

10

A Daseinsanalyse e a lida compreensiva com fenômenos corpóreos (psicossomáticos) na terapia – A TPM de Verônica

Paulo Eduardo Rodrigues Alves Evangelista

O tema deste capítulo é um dos mais importantes da Daseinsanalyse, e, ao mesmo tempo, dos mais difíceis de se tratar: fenômenos corporais na terapia daseinsanalítica. Medard Boss, que iniciou a Daseinsanalyse tal como a conhecemos hoje, era médico de formação e sabia tratar o corpo fisiológico, assim como aprendeu a ser psicoterapeuta com alguns importantes nomes da psicanálise da época — Sigmund Freud, Jung, Bleuler, Reich, Karen Horney —, mas seu ânimo para a Daseinsanalyse era a busca de uma compreensão "mais correspondente" (Boss, 1994, p. XXX) ao existir humano — poderíamos dizer, "holística", que não separasse psique e soma —, a qual ele encontrou na fenomenologia de Heidegger (e, em parte, na ayurvédica). Seu esforço era para que os profissionais da saúde humana pudessem compreender o sofrimento humano para, assim, responder e corresponder a ele de modo adequado. Isso porque, dizia ele, saber como o corpo fisiológico funciona não necessariamente leva ao entendimento de como é o sofrer corpóreo humano: "uma capacidade bem-sucedida de manipular um objeto de modo algum significa que a sua realidade intrínseca foi apreendida" (Boss, 1962, p. 205).

Na terapia, entramos em contato com sofrimento humano. Trata-se de um sofrimento não-médico, digamos assim. Até porque, muitas vezes, o paciente que chega ao consultório psicológico já passou por médicos que analisaram seu funcionamento fisiológico e constataram não haver problemas. Há pessoas que sentem sintomas cardíacos, mas o cardiologista não encontra anomalias no coração. Outros têm gastrites ou dermatites, mas não se encontram causas biológicas para elas. Eu recebi uma vez no consultório uma mulher cujo ombro travava quando ela levantava o braço. Seu ortopedista já até a operara uma vez, mas a restrição voltara. Ela queria nova operação, mas ele mostrou a gravação da primeira cirurgia, na qual se via que, enquanto estava anestesiada, tinha movimento completo, de modo que ele entedia que a paralisia era de causa psicológica e que ela deveria buscar terapia.

Contemporaneamente, a dimensão corpórea da existência aparece com mais frequência no entendimento-de-si dos pacientes que explicam seus modos de ser a partir da fisiologia. São pacientes deprimidos que explicam a si mesmos, tal como aprendido pelos médicos, que tristeza, desânimo e falta de motivação são consequência do desequilíbrio de serotonina. Irritabilidade ou humor deprimido seriam culpa dos hormônios. Tais explicações situam a existência na fisiologia cerebral, deixando os pacientes reféns de determinações que lhes são alheias, como se seus corpos fossem uma outra entidade. Essa relação entre psique e soma — da qual origina o conceito de *psicossomática* — tem graves problemas epistemológicos que Boss tentou resolver com a Daseinsanalyse. Em síntese, não é possível explicar como algo de natureza material (soma) afeta algo de natureza imaterial (psique) e vice-versa.

Apesar dessa aporia, a psicossomática seguiu e popularizou-se, de tal forma que hoje se diz que "o corpo fala" e rapidamente se remetem dores lombares ao excesso de responsabilidade, rouquidão a não se expressar etc., o que, para algumas pessoas, pode até estar certo, mas para outras tantas, não.

Boss tentou resolver essas dificuldades com a Daseinsanalyse. Numa palestra proferida pela primeira vez em 9 de maio de 1984, no Hospital Universitário de Eppendorf, Hamburgo, na Alemanha, chamou atenção para a falta de fundamentação científica da psicossomática. Provocativamente, o título do pronunciamento é: "Medicina Psicossomática: Ciência ou Magia?". Ali ele expõe essas contradições teóricas e ilustra com as seguintes situações: a tristeza no luto e a vergonha, tal como foram debatidas nos *Seminários de Zollikon* anteriormente. O luto, que é psicológico, não é mensurável, mas as lágrimas de quem chora, que são somáticas, são. A explicação psicossomática é de que as lágrimas somáticas seriam causadas pelo luto psicológico. Mas... ao se "medir o que escorre dos olhos de quem chora de luto, só restam líquido e gotas e não mais lágrimas. Vemos lágrimas somente em pessoas enlutadas, de quem estas são inseparáveis" (1997, p. 19). O mesmo ocorre com a vergonha, quando alguém ruboriza diante de outros. O rubor não é mensurável. A circulação sanguínea no rosto até é, mas a vergonha só é visível na situação de mundo, na relação com outros. Tanto é assim que é possível diferenciar a vermelhidão da vergonha, de entrar num ambiente aquecido, de beber um vinho ou de estar com febre.

A Daseinsanalyse supera essas dificuldades ao compreender a existência como ser-no-mundo-com-outros. Ao tomá-la como uma totalidade, não cai no mesmo erro das ciências naturais de dividir a realidade humana em partes abstratas que não se relacionam entre si. Também acusa o pensamento causal dessas aporias. Na existência, não cabe falar de causalidade e, sim, de motivação. Ao passo que a causalidade pergunta pelo antecedente, a motivação se dirige ao responder a algo adiante (no futuro) (Boss, 1961). O envergonhar-se é um fenômeno relacional, que manifesta o sentir-se visto pelo outro e as possibilidades de interpretação que carrega, isto é, o que o outro pode pensar de mim, quem e como ele me tomará por ser e pensará que sou. Luto e vergonha são fenômenos estritamente humanos e só podem ser compreendidos existencialmente.

Outro problema epistemológico mostrado por Boss encontra-se na relação causal que se estabelece entre as esferas somática e psicológica. Originalmente, o adjetivo "psicossomática" referia-se a uma doença fisiológica cuja causa era psicológica. A relação causal, temporal, é importante aqui: ocorre primeiro um sofrimento psicológico, que, em seguida, afeta o corpo, manifestando-se nele. Franz Alexander (1891–1964), médico nascido em Budapeste, fundador do periódico americano *Psychosomatic Medicine*, foi um dos importantes psicanalistas nessa seara e, seguindo a psicanálise freudiana, dividia os sintomas psicossomáticos em 1) expressões substitutivas de emoções reprimidas; 2) acompanhamentos fisiológicos normais de determinadas emoções; e 3) sintomas meramente fisiológicos. Nesses últimos, o sofrimento psicológico era concomitante, mas não causalmente relacionado, como numa pessoa que deprime por estar com câncer. São comorbidades, ocorrem concomitantemente, mas são duas doenças diferentes. Mas é a mesma existência!!!

Para superar esse problema epistemológico que fundamenta interpretações-de-si equivocadas e alienantes, deve-se levar em consideração que os fenômenos humanos são motivados, não causados. Nas relações causais, a ocorrência posterior é necessariamente devida à anterior. Quando o sol bate numa pedra, ela esquenta. A pedra esquenta porque o sol incide sobre ela (Heidegger, 2009). Já os comportamentos humanos não são passíveis de serem explicados dessa forma, pois são motivados. A motivação funda-se na liberdade ontológica. A existência *pode* agir. Segundo Heidegger, "O caráter do motivo é que ele me move, que *interpela* o homem. No motivo há, evidentemente, um ente, que me interpela: compreensão, ser aberto para uma determinada conexão de significado e de mundo" (Heidegger, 2009, p. 53). O exemplo que Heidegger usa nos *Seminários de Zollikon* é conhecido: não se fecha a janela porque há barulho fora, mas sim para se produzir silêncio dentro. Fechar a janela não é um comportamento causado pelo barulho; a possibilidade do silêncio motiva a ação. Heidegger explica:

> A vontade (*Verlagen*) deste diálogo é determinada pela tarefa que tenho diante de mim. Isto é o motivo, o 'porquê'. O determinante não é uma ânsia ou pulsão que me faz ansiar e que me impulsiona por trás para algo, mas sim algo que está à minha frente, uma tarefa na qual eu estou empenhado, algo de que sou encarregado. Isto, por sua vez, esta relação com algo de que sou encarregado só é possível se eu estiver adiante de em relação a mim mesmo, [...] Se dissermos a respeito disso: algo me faz ansiar, então isso já é uma distorção e objetivação de um processo, uma interpretação inadequada. Em nosso diálogo não se trata de um processo psíquico indefinido, de um 'mecanismo de pulsão mitológico' (Freud), que me impulsiona, mas sim de algo muito determinado em nossa existência, isto é, de um poder-ser-no-mundo determinado, pelo qual nós decidimos, no sentido

> de nos termos aberto para isso. Nós temos que *concordar* com este estar aberto, temos que aceitá-lo. (Heidegger, 2009, p. 211-212, grifo nosso).

A superação das dificuldades da psicossomática depende da substituição da compreensão do ser humano enquanto animal racional pela existência, tal como inicialmente descrita por Heidegger, a qual Boss vai acrescentar, não sem autorização do próprio Heidegger, alguns elementos essenciais para pensar as relações de cuidado com o humano. Desses elementos, o que mais nos interessa neste momento é o existencial *corporeidade*.

Corporeidade

Na obra magna de Boss, *Existencial Foundations of Medicine & Psychology* (1994), ele explica que o corpo humano é o único aspecto da existência que pode ser postulado como algo mensurável e manipulável, de acordo com as premissas da filosofia cartesiana, que figuram como noções pré-científicas que sustentam as ciências naturais. Somente como algo objetivo seria a realidade humana tomada como real e acessível ao método científico-natural de investigação. Se foi Descartes quem deu as bases para a realidade humana ser tomada como mensurável, ele não foi o primeiro a preparar a compreensão do humano como ente natural, pois, em certa medida, essa definição está posta na tradução da definição de Aristóteles do homem como *zoon logon echon* por animal racional.

Na história da filosofia ocidental, o homem é um animal que tem a diferença específica da razão. A fisiologia estuda o que o humano tem em comum com o animal; não à toa, estuda-se o funcionamento de corpos de animais para entender o dos humanos, além de dissecar cadáveres para entender o que somos. Como lembra Groth, "O treinamento do médico começa com o cadáver, que continua sendo o protótipo do paciente tratado" (2023, p. 87). Mas, um cadáver já não é uma existência e todos sabemos disso, porém, logo caímos em aporia ao tentar explicar o que mudou: a alma se foi? O psiquismo se dissolveu? Também enigmático é um corpo em estado vegetativo; do ponto de vista fisiológico, está funcionando normalmente, mas já não há alguém ali. Ou há? A postulação de uma alma imaterial, de um psiquismo, somando-se a um corpo fisiológico, não consegue abarcar a existência. E vemos como a tentativa de agregar novos elementos sempre acaba errando, como, por exemplo, na definição de humano como bio-psico-social-espiritual etc.

Para compreender a corporeidade humana, o caminho é o inverso: nas experiências humanas em que estamos mais envolvidos com o que se apresenta a nós, não percebemos nosso corpo. O corpo está como "fundo", como dizem nossos amigos da Psicologia da Gestalt. Sublinha Boss:

> Existir de um modo caracteristicamente humano significa estar engajado de corpo e alma com algo que nos solicita e responder a esse chamamento ou solicitação. O ser humano perde completamente sua percepção (*awareness*) de sua corporeidade como um corpo físico precisamente quando está agindo de maneira mais genuinamente humana (Boss, 1994, p. 101).

Outrossim, não há modo de ser humano que não seja corpóreo. Todos os modos de fenomenalização envolvem o corpo; mesmo quando imagino ou lembro de uma situação, ela me vem perceptivelmente, com cores, formas, texturas, cheiros, sons. Até o pensamento abstrato, afirma Boss, ocorre como sons e imagens. São fenômenos *re-presentados*, isto é, *re-apresentados*, que, em alguma medida, já se apresentaram sensorialmente antes. E o corpo é condição necessária, mas não suficiente, para que as coisas se apresentem e *re-apresentem* a nós.

Além desse caráter implícito do corpo nas experiências humanas, Boss chama a atenção para o fato de que os limites de nosso corpo não coincidem com a epiderme. Um exemplo disso é o apontar algo a alguém. Quando aponto algo, estou junto desse algo apontado e meu interlocutor se aproxima do que aponto. Tanto é que meu interlocutor olha para o que aponto, não para meu dedo. Quanto aponto, *corporo* minha relação de mundo com o que se mostra a mim na abertura estendida de mundo que sou e compartilho isso com meu interlocutor. Assim, "os limites de minha corporeidade coincidem com os da minha abertura ao mundo" (Boss, 1994, p. 101), explica Boss. Van den Berg (1994), em *O Paciente Psiquiátrico*, ilustra isso muito bem com o seguinte exemplo: quando eu e meu amigo conversamos sobre Veneza, nós estamos juntos em Veneza.

Corporar é o verbo que Heidegger e Boss usam para se referir a essa situação de estar de corpo e alma com o que se mostra na abertura de mundo. Em inglês, traduz-se por *bodying forth*, algo como "levar adiante corporalmente" uma relação. Em alemão, que é a língua usada por Boss e Heidegger, o termo é *leiben*, que é um neologismo que torna verbo o substantivo *Leib*.

Em alemão, há duas palavras para se referir ao corpo humano: *Leib* e *Körper*. Enquanto *Körper* manifesta o caráter físico, mensurável, fisiológico do corpo, *Leib* remete ao que chamamos de corpo vivido. Groth (2023) refere a estes dois modos de ser e aparecer do corpo como "corpo que sou" (*Leib*) e "corpo que tenho" (*Körper*) e explora os conflitos inerentes a esta dualidade. Um fisiologista estuda o *Körper*, nós vivemos corporalmente como *Leib*, inconscientes de nosso corpo.

Em *Ser e Tempo*, Heidegger (2012) usa vários exemplos que requerem mãos e corpos sem falar sobre *o corpo*: é o martelar, fazer sapatos, construir telhados para proteger das intempéries. Somente um ser corpóreo consegue sentir-se molhado, com frio e construir instrumentos para erguer um abrigo ou sentir que um martelo é pesado para manusear. A mão que aponta e o corpo que gesticula são modos de *corporar* relações de mundo com as coisas e com os outros que solicitam e convocam respostas e fundam-se na abertura perceptivo-responsiva que a existência é.

Assim, nenhum modo de ser humano corpóreo é passível de ser compreendido à luz exclusivamente da fisiologia, pois esta depende de uma desmundificação da existência, isto é, precisa arrancar o corpo das relações com o mundo para assumi-lo como *res extensa*. Também por isso, na Daseinsanalyse, todas as doenças são modos de *corporar* relações. Para ser mais preciso: todos os modos de ser humano são modos de *corporar* relações. Citando Boss mais uma vez: "não é de admirar que todo o corpóreo do homem, até as últimas fibras, hormônios e células seja orientado naturalmente, de acordo com a conduta presente e a respectiva atividade do momento" (Boss, 1997, p. 22). A paralisia do braço, a rouquidão, inflamações, dores, o aumento ou diminuição de serotonina, estrógeno, progesterona etc. são modos de *corporar* relações.

Foi a psicanálise de Freud a primeira tentativa no século XX de compreender os fenômenos corpóreos para além da fisiologia. Nos fenômenos chamados de "histéricos" — paralisias, mutismos, gagueiras e nos vexatórios espasmos pélvicos rítmicos e *facies hysterica*[1] —, que não se deixavam

1 Boss descreve um episódio desses assim: Primeiro, ela escorregou para o chão, onde ficou deitada inconsciente por vários minutos. Então, "como

explicar pela medicina fisiológica, Freud encontrou significados. Era a sexualidade reprimida pela cultura vitoriana. Propôs, com base nisso e seguindo as premissas das ciências naturais, a existência de uma energia psíquica que, quando retida, extravasava pelo corpo. O modelo de funcionamento é hidráulico.

Histeria era um termo já existente na literatura médica desde a Grécia antiga. Deriva do grego *histeros,* que significa útero, pois se acreditava que a sintomatologia histérica era causada por movimentos do útero no corpo feminino. Fiel à sua época, Freud considerou esse fenômeno patológico, mas atribuiu-lhe nova significação. Não mais um movimento uterino, os sintomas histéricos indicavam repressão de desejo sexual deslocado para o corpo. Boss, porém, não aceitou as explicações de Freud por não se deixar convencer que a energia psíquica, imaterial, conseguiria converter-se em energia material. Isto é, não se explicava como a relação *psique-soma*, como já mencionado.

Além disso, Boss testemunhou, ao longo do século XX, o quase desaparecimento de sintomas histéricos e o surgimento dos chamados neurótico-orgânicos. Os sinto-

se algum feitiço a tivesse em seu poder" dobrou-se para trás até que todo seu corpo ficasse na posição de ponte (como a chamam os dançarinos). Sua mãe acrescentou envergonhadamente que, enquanto nessa posição, sua filha realizou estranhos movimentos pélvicos rítmicos. O médico chegou a tempo de testemunhar os últimos momentos do clássico *arc-de-cercle* ("ponte"). Logo a paciente se levantou como se saísse de um sono profundo. Ela reconheceu e cumprimentou o médico com uma expressão em sua face que ele nunca vira nela antes. Ele descreveu a expressão como um sorriso adocicado, artificial, caracterizado por olhos anormalmente claros e carregados de desejo erótico. Ele declarou que, embora fosse apenas um clínico geral, não tinha dúvidas de que era a típica *facies hysterica.* (*Psychoanalysis & Daseinsanalysis*, 1963, p. 258) mas histéricos eram ainda comunicativos — a pessoa não assumia propriamente seus comportamentos de relação de mundo nem os reconhecia como seus, mas quem os observava era capaz de identificar significados. Na segunda metade do século XX, após a Segunda Guerra Mundial, o sofrimento existencial migrou para o interior do corpo. Explica Boss:

> [...] aquelas relações-de-mundo que estão impedidas de se realizarem apropriadamente de modo intencional e interpessoal precisam realizar-se nas esferas escuras e mudas da existência, nas quais não há pensamentos nem palavras; a saber, principalmente no âmbito somático. Nesses casos, as relações que não assumidas abertamente não fluem pelo âmbito corpóreo da existência no seu movimento em direção às coisas percebidas. Elas se dão e permanecem no interior da esfera corpórea, de modo que há 'obstrução', ao invés de vibração. Tal existência fica restrita a mostrar inflamação e/ou distorção patológica da sua corporeidade. (Boss, 1954, p. 143-144).

De volta à corporeidade originária

As discussões de Boss com a psicanálise e com a medicina orbitam a doença. Mas, como já discutido, não é só no adoecer que modos corpóreos de existir ocorrem. Todos os modos de ser-no-mundo-com-outros são necessariamente corpóreos. E isso não porque temos um corpo; o corpo é, sim, uma condição necessária, mas não suficiente dos modos de existir humanos. Ver, ouvir, cheirar fundam-se na abertura extática ao mundo. Para que ocorram, é necessário que os órgãos desses sentidos estejam com boa capacidade fisiológica de funcionamento. Mas, mesmo quando estão, não está assegurado que ocorrerão, como bem relevavam os fenômenos chamados de histéricos e neurótico-orgânicos. Somos capazes de não ver, de não ouvir e de entender errado, embora nossos olhos, ouvidos e cérebro estejam fisiologicamente bem. Como afirma Boss, "o homem não vê, ouve ou cheira porque ele tem olhos, ouvidos e um nariz; ele pode ter olhos, ouvidos e um nariz porque sua essência é iluminadora e descerradora de mundo" (Boss, 1963, p. 140). Ademais, cumpre lembrar que não existe o estômago, o cérebro, os neurotransmissores e, sim, *meu* estômago, *meu* cérebro, *meus* neurotransmissores. Como tudo que tange cada existência, a corporeidade é um existenciário de uma existência em primeira pessoa.

Em suma, todos os fenômenos corpóreos são modos de corporar relações de mundo. Até mesmo os fenômenos vegetativos, que, aparentemente, são autônomos. Sintomas de pânico, por exemplo, podem ser constatados como excitações nervosas, como liberação de adrenalina. A fisiologia os explica como resultado do mecanismo de luta-ou-fuga e, no caso da Síndrome do Pânico, na persistência desse funcionamento fisiológico apesar da inexistência de ameaça. Entende esse fenômeno corpóreo como um desequilíbrio neuroquímico e propõe corrigi-lo com a administração de outros químicos para reestabelecer o equilíbrio orgânico. Na Daseinsanalyse, caberia entender que a abertura extática está tonalizada numa única nota — o viver com medo — por qual todo o corpo, incluindo suas "partes" microscópicas, está afinado. Os hormônios, o metabolismo são, portanto, uma parte da relação-de-mundo na qual tudo aparece ameaçadoramente e a resposta correspondente é de fuga (Boss, 1963).

Esse entendimento exige uma mudança na atitude compreensiva na clínica daseinsanalítica. Não cabe aí uma distinção entre fenômenos existenciais e fenômenos somáticos. A existência tem que ser compreendida como um todo;

seu corpo vibrando em uníssono com mundo aberto e o que vem ao encontro. Tem, portanto, implicações no entendimento de todos os fenômenos corporais, por mais estabelecida que esteja a explicação fisiológica e por mais corrente ela seja no senso comum animando autointerpretações.

Para ilustrar isso, recorro a um processo psicoterápico no qual a menstruação da paciente atendida figurava como tema recorrente. Fisiologicamente, a menstruação é descrita como descamação do endométrio, ocorrendo como sangramento com duração de 3 a 7 dias, causado pela não fecundação. À luz do discurso naturalizante da fisiologia, insere-se no ciclo reprodutivo compartilhado por todas as mamíferas. No corpo humano, participam os hormônios estrógeno, luteinizante (LH) e progesterona que estimulam o amadurecimento dos óvulos e dos folículos.

Mas a menstruação das mulheres humanas não é só isso. Ela atrasa, desregula por razões "emocionais". Não é somente um evento fisiológico, "natural". Da mesma maneira, o tal "relógio biológico" — isto é, a idade certa para engravidar— também não é um fenômeno existencial. É no máximo probabilístico. Além disso, como será o(a) filho(a) gestado não é fruto exclusivamente das ações e desejos dos pais. O risco probabilístico de ter um filho com Síndrome de Down aos 35 anos, idade aproximada de Verônica, é 1/365 (0,0027%). Mas se for o *seu* filho, é 100%. Meu filho é *meu* filho, não uma ocorrência de trissomia do cromossomo 21 que ocorre em 1 a cada 365 nascimentos. Ademais, a estatística não garante que uma mulher de 20 anos não possa ter um filho com Síndrome de Down.

Cultural e historicamente, a menstruação recebeu vários significados estigmatizantes. À menstruação e ao ovário, atribuíram-se várias doenças mentais, como a histeria. Além disso, contribuiu para a consolidação, hoje questionada, do papel da mulher como reprodutora, veiculado pelo discurso científico biológico. Com o advento das pílulas anticoncepcionais, desvincularam-se as relações sexuais e reprodução e abriu-se a possibilidade de supressão química da menstruação.

No DSM-V (APA, 2014), a menstruação aparece associada ao Transtorno Disfórico Pré-menstrual (625.4 / GA34.41. no CID-11), um transtorno mais intenso do que a popular Síndrome de Tensão Pré-Menstrual (GA 34.4 no CID-11) ou TPM. Caracteriza-se por labilidade afetiva acentuada, irritabilidade, raiva, humor deprimido, ansiedade, tensão, com efeito adverso social ou no trabalho. Estima-se prevalência entre 1,8% e 5,8% das mulheres que menstruam. O tratamento envolve hormônios e/ou antidepressivos. Tratamentos para a Síndrome de Tensão Pré-menstrual seguem essas mesmas orientações. Outrossim, sabemos que os incômodos menstruais são também matizados pela situação vivida, isto é, a tonalidade afetiva tonaliza também os incômodos, que são articulados em contextos de mundo.

A explicação acima se refere à menstruação e o que ocorre na realidade é sempre a menstruação de alguém. Esta, por sua vez, deve ser entendida como um modo de corporar, isto é, de corresponder ao que aparece na abertura de mundo que alguém é. Ou seja, não estou falando *da menstruação em geral*, que não existe existencialmente, mas sim da menstruação de Verônica.

A história de Verônica

Verônica tinha 34 anos quando procurou terapia. Chorou bastante nas primeiras sessões. Contou de sua situação de vida: tinha um emprego estável de meio período, o que a liberava para outras atividades, dentre as quais acompanhar sua mãe na rotina de médicos em razão de uma doença terminal. Ela era a única cuidadora da mãe. Tinha uma irmã morando no exterior e o pai, uma pessoa rígida e pouco afetiva, assentado no papel de provedor da casa, entregou os cuidados com a mãe a ela. No entendimento dele, seu papel era sustentar a casa, de modo que caberia a Verônica a rotina de médicos e tratamentos.

Estava casada há quatro anos e tentava engravidar. Tinha pressa por causa do "relógio biológico". Entretanto, não conseguia. Seu marido considerava que podia ser a causa dessa situação. Isso porque Verônica, no início de seus 20 anos, engravidara, mas, sendo indesejada a gravidez, abortara. Ela, por sua vez, atribuía a dificuldade para engravidar a esse aborto. Poderia ser uma sequela, ela acreditava, ou ainda um castigo divino. Na ocasião, ela conversara com Deus, justificando-se, e aceitara que Ele a punisse com infertilidade.

Passadas as primeiras sessões, parou de chorar tão "descontroladamente", como ela dizia, embora ainda se lamentasse de sua situação.

Desde o início da terapia, a cada mais ou menos quatro sessões, Verônica chegava avisando: "estou de TPM". Nessas sessões, chorava mais e estava mais raivosa, o que ela atribuía aos hormônios. Penso hoje que ela seria uma forte concorrente a um diagnóstico de Transtorno Disfórico Pré-menstrual e seria tratada com uma combinação de hormônios e antidepressivos. Quando estava nesse período do mês, seus sentimentos eram mais intensos; sua tristeza, mais forte; sua raiva, mais visível. Mas ela não as assumia como dela; sua hipersensibilidade era culpa dos hormônios. No seu relato, era como se ela não fosse si mesma em uma de cada quatro semanas. Era como se ela desviasse seu olhar das pessoas à sua volta num ato livre, ainda que restrito.

Nas demais três, era cordata e disponível, aceitava tudo o que os outros lhe impunham. Entendia e aceitava o jeito duro e distante do pai, que ele se dedicou a ser "o homem da casa", provedor, liberando a mãe de Verônica para não trabalhar e ser dona de casa e mãe. Aceitava e até ficava agradecida de ser a única responsável pelo acompanhamento da mãe, pois, conforme ela dizia, sua mãe não estaria com ela por muito mais tempo. Também era compreensiva com a distância do marido e suas hesitações em relação ao casamento. Poucos meses depois do início da terapia, ele deixou claro que tinha dúvidas se queria continuar com ela. Inicialmente, dizia que queria ter filhos. Depois, já não sabia se queria mais. E Verônica o esperava decidir. Dito de outro modo, ela só deixava serem seu pai e seu marido tal qual as figuras idealizadas de homens provedores com as quais fora criada. Para ela, ser homem-pai é, em certa medida, ter que ser distante e frio e prover pela família, ainda que ela pagasse preço disso com seu sofrimento.

Quando estava de TPM, entretanto, aparecia mais claramente sua raiva diante de toda essa situação. Raiva do marido, raiva do pai, raiva da doença da mãe. Inicialmente, era nas sessões que ela conseguia expressar essa raiva. Reclamava, xingava-os (dentro de suas possibilidades). Quando o marido resolveu sair de casa para pensar se queria mesmo estar com ela, dizia, olhando nos meus olhos: "que água vocês, homens, bebem? Por que não conseguem assumir um relacionamento?". Temia ter perdido uma década de sua vida com ele e, pior, a chance de gerar um filho caso ele decidisse deixá-la. Sentia raiva de si mesma por não engravidar, raiva por ter abortado, raiva quando sua família lhe pedia favores que interfeririam com sua rotina e ela não conseguia dizer não.

Na terapia, fomos caminhando para aceitar a raiva como parte dela. Mais que isso, fomos, aos poucos, deixando de atribuir o modo como sua vida aparecia para ela uma vez por mês como sintoma de desequilíbrio hormonal causado pela menstruação. Nosso movimento foi o contrário: passamos, lentamente, a considerar que, na TPM era quando ela era mais ela. Em termos daseinsanalíticos, era quando as células de seu corpo vibravam mais em uníssono com a situação de sua vida, seus hormônios estavam afinados, revelando com mais precisão o que lhe vinha ao encontro. Era como se, na TPM, ela tivesse uma visão mais clara e uma escuta mais aguçada para suas relações.

Como diria Boss, "A corporeidade humana é sempre o corporar de modos de ser nos quais habitamos que constituem nossa existência num determinado momento" (1994, p. 102-103). Verônica corporava na menstruação o bebê abortado, a mãe que ela não estava conseguindo ser, a que ela recusara ser anos antes e as relações rígidas patriarcais que regiam sua família de origem e às quais ela se submetia ao deixar configurar-se no seu casamento o papel de provedor do marido e ao sentir que devia dar-lhe espaço e tempo para decidir se ele queria mesmo ficar com ela. Assim, passou a parecer a nós que por três semanas por mês ela estava mais alheia a si, enquanto, na TPM, estava mais presente.

Após meses iniciais, exploramos o que mais sua raiva trazia. Começou a aparecer um ex-namorado, aquele de quem engravidara. Com ele havia intensa paixão, ela dizia, proporcional ao intenso sofrimento; havia tesão sexual e fortes brigas. Quando decidiram se afastar e ela conheceu seu marido, viu que ele era o oposto do ex-namorado. Este era um homem "seguro", racional, ponderado, ainda que pouco afetivo. O sexo era "sem graça, mas tudo bem", ela pensara na ocasião, pois o objetivo era engravidar. Tentou, então, planejar sua vida racionalmente: namorar, casar, ter filhos e construir uma família padrão. Deixou de lado, por escolha racional, as paixões; lançou-se num projeto racional (objetivo).

Para onde foram os afetos, a intensidade, o irracional, a desordem? Permaneciam sob controle durante três semanas por mês, transbordando descontroladamente após a ovulação. Mas aqui não era uma repressão tal como um encanamento entupido. O que ocorria era um modo de manter distância racional do que lhe vinha ao encontro, desviando o olhar, forçando a encaixar-se no planejamento, ao passo que na TPM as coisas e pessoas mostravam sua mais verdadeira face: eram insossas. Essa vida não era *sua* vida. Ela se via com mais clareza: estava aprisionada numa gaiola de ouro que criara para si mesma. Sua menstruação, então, corporava a mulher apaixonada e intensa que ela já fora e que foi contida para a construção racional de uma família padrão.

Ao longo da terapia, foi-se diminuindo a diferença entre os modos de ser na TPM e fora dela. A raiva já não era mais um episódio mensal e passou a fazer parte da rotina. Concomitantemente, foi explorando novos modos de se posicionar em relação aos outros. Cobrou do pai alguma participação nos cuidados com a mãe, estabeleceu um prazo para a indecisão do marido. Nesse período de separação, quando se encontrava com ele, manifestava suas vontades e projetos de maneira mais clara, ponderando o papel que cada um desempenhava e que poderia vir a desempenhar numa vida juntos. Puderam, assim, construir um projeto de família dialogado, não mais apoiado exclusivamente nos ditames dos papeis "masculino" e "feminino" com os quais ela havia crescido, e ela pôde se apropriar de um modo de ser mais intenso e apaixonado, provocando mudanças inclusive no modo de ser do marido.

O sofrimento não dissipou, mas mudou. Verônica ganhou complexidade para si mesma, assim como seu marido, e o casamento também ganhou mais camadas — sofridas! — de desejos e projetos individuais que se sobrepõem.

Fico contente que Verônica não tenha sido diagnosticada e medicada para Síndrome de Tensão Pré-Menstrual. A medicação talvez silenciasse os chamados de sua própria vida para ela. Como terapeuta homem de Verônica, pude acompanhar um desvelar de uma mulher mais intensa e complexa do que a esposa frustrada que chegara para terapia.

Com Verônica, as explicações fisiológicas pareceram promover um obscurecimento de sua existência. Esses fenômenos são modos de corporar, modos de ser-no-mundo, que percebem e respondem ao que se mostra na clareira que cada existência é e pode ser.

Referências

American Psychiatric Association – APA (2014). *Manual diagnóstico e estatístico de transtornos mentais*: DSM-5 (M. I. C. Nascimento *et al.*, trad.) (5. ed.). Porto Alegre: Artmed, 2014.

Boss, M. (1961). The ego? Human motivation? *Acta psychologica, 19*, 217-222.

Boss, M. (1962). The Conception of Man in Natural Science and Daseinsanalysis. *Comprehensive Psychiatry, 3*(4), p. 193-214.

Boss, M. (1963). *Psychoanalysis & Daseinsanalysis*. (L. Lefebre, trad.). New York / London: Basic Books Inc. Publisher.

Boss, M. (1994). *Existential Foundations of Medicine & Psychology* (Conway, S. & Cleaves, A., trads.). New Jersey: Jason Aronson Inc.

Boss, M. (1997). Medicina Psicossomática: Ciência ou Magia? *Revista da Associação Brasileira de Daseinsanalyse, 8*, 17-29. São Paulo: ABD.

Groth, M. (2023). *Por que não, afinal? – Uma Introdução à Daseinsanalyse* (P. Evangelista, trad.) Belo Horizonte: Artesã.

Heidegger, M. (2009). *Os Seminários de Zollikon - Protocolos, Diálogos, Cartas.* Boss, M. (Ed.). (F. Prado, trad.). Petrópolis: Vozes. Originalmente publicado em 1987.

Heidegger, M. (2012). *Ser e tempo.* (F. Castilho, trad.). Petrópolis: Ed. Vozes.

Van den Berg, J. (1994). *O Paciente psiquiátrico – Esboço de uma Psicopatologia Fenomenológica.* São Paulo: Editorial Psy II. Originalmente publicado em 1955.

Os autores

Beto Machado

Graduado em Psicologia pela Pontifícia Universidade Católica de São Paulo (PUC-SP/2001). Doutorado em filosofia pela Universidade de Évora, Portugal (UÉvora/CAPES (2011/2019). Sócio-diretor do Instituto Dasein de Psicologia fenomenológico-hermenêutica. Autor do livro *Intimidade como método clínico*, publicado em 2021. Sócio-fundador e membro do conselho editorial da Revista Outro Pensar.

E-mail: beto@institutodasein.org

ORCID: https://orcid.org/0000-0003-3140-7367

Claudia Lins Cardoso

Doutora em Psicologia Clínica pela Pontifícia Universidade Católica do Rio de Janeiro. Mestre em Psicologia Social pela Universidade Gama Filho. Professora Associada do Departamento de Psicologia da Faculdade de Filosofia e Ciências Humanas da Universidade Federal de Minas Gerais (UFMG). Subcoordenadora e professora do Curso de Especialização em Psicologia Clínica: Gestalt-terapia e Análise Existencial (UFMG). Psicóloga Clínica. Gestalt-terapeuta.

E-mail: clins.rj@gmail.com

ORCID: https://orcid.org/0000-0003-0533-5398

Cristine Monteiro Mattar

Psicóloga (UFF). Mestre em Psicologia (UFF). Doutora em Psicologia Social (UERJ), com pós-doutorado em Filosofia (Universidade de Évora. Professora Associada Departamento de Psicologia da UFF/Campus Niterói. Coordena o Laboratório de Estudos, Pesquisas e Extensão em Fenomenologia, Hermenêutica e Psicologia. Professora do Programa de Pós-Graduação Psicologia e Estudos da Subjetividade, área de concentração Subjetividade e Clínica.

E-mail: cristinemattar.cm@gmail.com

ORCID: https://orcid.org/0000-0002-3469-3699

Elza Maria do Socorro Dutra

Professora Titular de Psicologia Clínica Fenomenológica-UFRN. Psicóloga e pesquisadora. Líder do Grupo de Estudos *Subjetividade e Desenvolvimento Humano* (GESDH)-UFRN/CNPq. Coordenadora do GT-Psicologia & Fenomenologia- ANPEPP (2013- 2023). Idealizadora e Coordenadora do *Núcleo de Psicologia Fenomenológica*-POIESIS.

E-mail: elzadutra.rn@gmail.com

ORCID: https://orcid.org/0000-0003-0225-9836

Guilherme Wykrota Tostes

Psicólogo clínico desde 2007. Doutor em Psicologia Clínica (PUCCAMP), Mestre em Psicologia (PUCCAMP).

Membro do Conselho Internacional de Liderança do The International Focusing Institute (TIFI - NY – USA). Um dos representantes no Brasil da Abordagem Orientada à Focalização como Focusing Certifying Coordinator, Focusing Oriented Therapy (TIFI). Diretor da Focalização Brasil - Instituto Sapientia Cordis. Coordenador da Pós Graduação Lato Sensu em Fenomenologia, Psicopatologia e Saúde Mental e da Pós Graduação Lato Sensu em Psicoterapia Humanista Fenomenológica Existencial, ambas da Faculdade Ciências Médicas de Minas Gerais.

E-mail: gwtostes@gmail.com

ORCID: https://orcid.org/0000-0001-6873-9889

José Paulo Giovanetti

Graduado em Filosofia pela Faculdade de Filosofia Nossa Senhora Medianeira (1974). Graduado em Psicologia pela Universidade Federal de Minas Gerais (1981). Especialista em Filosofia pela Universidade Federal do Rio de Janeiro (1975). Mestre (1983), doutor (1986) e Pós-doutor (1991) em Psicologia pela Université Catholique de Louvain. Professor aposentado da UFMG. Professor do curso de Especialização em Psicologia Clínica: Análise Existencial e Gestalt-terapia (UFMG).

E-mail: jpgiovanetti@terra.com.br

Luiz Henrique Moreira Pereira

Acadêmico do curso de Medicina da UFRN (2019.1-atual). Coordenou os projetos Cesta (Sexta) da Ciência, durante o ano de 2022. Foi membro das Ligas Acadêmicas de Cirurgia Geral da UFRN (LACIG, 2021.1-2021-2) e Urgência Emergência do RN (LAUEME, 2022.2-2023.1).

Foi monitor da disciplina Semiologia Médica no período 2022.1 a 2022.2.

E-mail: luizhmpereira@icloud.com

ORCID: https://orcid.org/0000-0002-2724-7842

Maria Madalena Magnabosco

Graduada em Psicologia pela UFMG (1983). Formada e Especialista em Psicologia Clínica (SID APA - BH - 1983 a 1993). Mestre em Estudos Literários pela UFMG (1998). Doutora em Literatura Comparada pela UFMG (2002). Pós-doutora em Estudos Culturais pelo PACC - UFRJ (2007). Professora da Faculdade Fumec (Curso Psicologia) e dos cursos de pós-graduação em Análise Existencial e Gestáltica (UFMG - Belo Horizonte) e Saúde, Fenomenologia e Psicopatologia das Ciências Médicas de Minas Gerais. Psicóloga Clínica atuante (Abordagem Fenomenológico-Existencial - desde 1983). Autora dos livros: *Outras palavras em Psicopatologia*; *Evocações do existir*; *Paranoia*; *Temas contemporâneos na clínica existencial* (Org.); *Crises, passagens e suas narrativas*; *O testemunho narrativo em Carolina Maria de Jesus.*

E-mail: madalena.magnabosco@gmail.com

Miles Groth

Cofundador do American Daseinsanalytic Institute e autor de numerosos artigos sobre Daseinsanalyse e a filosofia de Martin Heidegger. Suas publicações mais recentes incluem *Por que Não, Afinal? – Uma introdução à Daseinsanalyse* (Artesã Editora, 2023), *After Psychotherapy* (2017), *Medard Boss and the Promise of Psychotherapy.* The Beginnings of Daseinsanalysis (2020), e, com Tamás Fazekas, *The Renaissance of Daseinsanalysis*: What Does Existential Really Mean (2021). Ele preparou a segunda edição revisada de

Martin Heidegger's Impact on Psychotherapy (2022), de Gion Condrau, publicada pela primeira vez em 1998. *Why After All Not? An Introduction to Daseinsanalysis* será publicado em 2024 pela Free Association Books.

E-mail: mgroth@wanger.edu

Paulo Eduardo Rodrigues Alves Evangelista

Professor do Departamento de Psicologia da Faculdade de Filosofia e Ciências Humanas (FAFICH) da Universidade Federal de Minas Gerais (UFMG). Doutor em Psicologia Escolar e do Desenvolvimento Humano pela USP. Mestre em Filosofia e graduado em Psicologia pela PUC-SP. Coordenador do Curso de Especialização em Psicologia Clínica: Análise Existencial e Gestalt-terapia-UFMG, do Grupo de Pesquisa CNPq "Psicologia, Fenomenologia Existencial e Contemporaneidade", do Laboratório de Análise de Processos em Subjetividade (LAPS) da UFMG e do GT da ANPEPP Psicologia fenomenológico-hermenêutica e questões contemporâneas. Tem experiência na área de Psicologia Clínica e Daseinsanalyse.

E-mail: pauloevangelista@ufmg.br

ORCID: https://orcid.org/0000-0001-9691-6141

Saleth Salles Horta

Psicóloga clínica pela PUC-MG (1978). Especialista em Psicologia Clínica Fenomenológica Existencial pela PUC-MG (1988). Docente do Curso de Especialização em Psicologia Clínica: Análise Existencial e Gestalt-terapia (UFMG).

E-mail: salsalles@yahoo.com.br

Simone da Nóbrega Tomaz Moreira

Professora Associada IV da UFRN. Docente efetiva do Mestrado profissional de Ensino em Saúde MPES/UFRN.

Líder do grupo de Pesquisa Comunicação e relação interpessoal em saúde. Presidente da Comissão em Saúde Mental da UFRN (2019-2020). Coordenadora do Serviço de Apoio Psicossocial ao Estudante de Medicina SAPEM/UFRN (2028-2023). Coordenadora do Programa de Tutoria-Mentoring do Curso de Medicina da UFRN (2016-atual).

E-mail: simonetomaz@hotmail.com

ORCID: https://orcid.org/0000-0002-7820-130X

Tatiana Benevides Magalhães Braga

Psicóloga, Mestre e Doutora em Psicologia Escolar e do Desenvolvimento Humano pela Universidade de São Paulo. Pós-doutora em Vulnerabilidade e Riscos pela Universidade Estadual de Campinas. Professora Adjunta da Universidade Federal de Uberlândia. Trabalha com psicologia e políticas públicas, processos interventivos, clínica ampliada e perspectiva fenomenológica. Membro do Fórum sobre Medicalização da Educação e da Sociedade, da Associação Nacional de Pesquisa e pós-graduação em Psicologia.

E-mail: tatibmb@gmail.com

ORCID: https://orcid.org/0000-0002-1376-9957

Construindo ideias
e conectando mentes

Este livro foi composto com tipografia Minion Pro
e impresso em papel Pólen Soft 80g. em setembro de 2024.